THERAPIE DER ORGANISCHEN NERVENKRANKHEITEN

VIERZEHN VORLESUNGEN

VON

PRIVATDOZENT DR. MAX SCHACHERL
VORSTAND DER NEUROLUESSTATION AM KAISER FRANZ JOSEPH-SPITAL IN WIEN

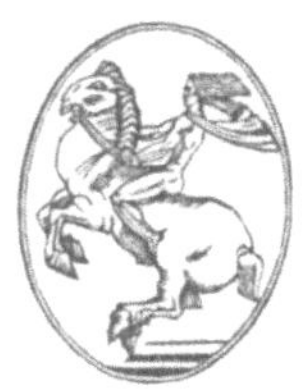

WIEN
VERLAG VON JULIUS SPRINGER
1927

ISBN-13: 978-3-7091-5170-9 e-ISBN-13: 978-3-7091-5318-5
DOI: 10.1007/978-3-7091-5318-5
Softcover reprint of the hardcover 1st edition 1927

Vorwort

Das vorliegende Buch versucht eine Lücke zu füllen, auf die von praktischen Ärzten öfter hingewiesen wurde. Für die Darstellung wurde die Form der Vorlesung gewählt, da sie eine freiere Bewegung gestattet und bei genauerem Eingehen auf die Literatur der Stoff nicht in gleicher Übersichtlichkeit hätte behandelt werden können.

In dem Bestreben, dem Leser, Studierenden oder Arzte das zu geben, was er meines Erachtens braucht, habe ich versucht, eine möglichst knappe Darstellung zu bieten, und manche noch wenig erprobte Methode der Therapie auch ganz übergangen.

Was das Büchlein enthält, sind Heilmethoden, über die ich — mit ganz wenigen, besonders hervorgehobenen Ausnahmen — eigene, langjährige Erfahrung besitze und die ich zum großen Teil selbst für den praktischen Gebrauch zurechtgerichtet oder angegeben habe.

Das verwendete Krankenmaterial entstammt hauptsächlich noch dem der Psychiatrischen und Nervenklinik in Wien, deren Vorstand, meinem hochverehrten Lehrer und früheren Chef, Herrn Hofrat Professor Dr. Julius Wagner-Jauregg, ich für die Überlassung dieses Materials ebenso zu größtem Danke verpflichtet bin, wie für die seiner Initiative zu verdankende Schaffung meines neuen Arbeitsfeldes, der Neurolues-station des Kaiser Franz Joseph-Spitales in Wien.

Ganz besonderen Dank schulde ich meiner langjährigen Mitarbeiterin, der Pflegeschwester Fräulein Berta Fiala, die mir nicht nur mit unermüdlicher Ausdauer und unerschöpflicher Arbeitskraft bei der Durchführung der Behandlungen zur Seite stand, sondern auch die ermüdenden Laboratoriumsuntersuchungen und die Anlegung der fast 18 000 Fälle umfassenden Lues-Kartothek besorgte. Ihrem tiefen Verständnis und ihrem restlosen Sich-Einfühlen in die häufig so komplizierte Materie verdanke ich auch eine Reihe wertvoller praktischer Winke.

Wien, im Februar 1927

Max Schacherl

Inhaltsverzeichnis

Erste Vorlesung

Übersicht

Es ist noch nicht lange her, da galten die organischen Erkrankungen des Nervensystems in ihrer größten Anzahl als therapeutisch schwer oder gar nicht zugänglich. Auch heute sind wir sowohl in unserer therapeutischen Technik wie in der therapeutischen Indikations- und Prognosestellung in der organischen Neurologie noch nicht auf voller Höhe, und die zahllosen therapeutischen Arbeiten, die die Literatur füllen und die alle zusammen noch immer keine Therapie der Nervenkrankheiten, sondern nur verschiedene therapeutische Methoden ergeben, zeigen hier wie überall, daß eine zielstrebige, vereinheitlichte Therapie noch ein frommer Wunsch ist.

Auch diese Vorlesungen stellen nur einen Versuch vor, einem weiteren Kreise zugänglich zu machen, was mir nach vieljähriger Arbeit als therapeutisch aussichtsvoll erscheint, und es ist möglich, daß andere Wege schneller und sicherer zum Ziele führen als die hier angegebenen. Vorläufig aber müssen wir uns eben mit dem, was wir jetzt haben, bescheiden, und es erscheint vielleicht doch lohnend, einmal den Anfang zu machen und zusammenfassend das auf therapeutischem Wege in der Neurologie bis jetzt Gewonnene zu überblicken.

In der Neurologie, wie überall, kommt für die Stellung einer therapeutischen Indikation natürlich auch die exakte Diagnosestellung in Betracht. Wir haben aber dabei, wie wir noch sehen werden, als Neurologen insofern gewisse Vorteile, als ganze Krankheitsgruppen therapeutisch so ähnlich anzugehen sind, daß kleinere diagnostische Schwankungen innerhalb derselben Gruppe nicht allzuschwer ins Gewicht fallen. Wir werden selbstverständlich in jedem einzelnen Falle den Patienten als Ganzes berücksichtigen müssen, wir müssen bei unseren oft schweren und eingreifenden Behandlungen auf jede auch von anderen Organen her sich ergebende Einschränkung der therapeutischen Möglichkeiten besonders achthaben, und es besteht daher die Notwendigkeit nicht nur genauester neurologischer, sondern auch internistischer, ophthalmologischer, oto-, rhino- und laryngologischer, eventuell auch gynaekologischer Untersuchung. Der allgemeine Ernährungszustand, die allgemeine körperliche Konstitution und auch das Lebensalter des Patienten verlangen besondere Berücksichtigung. Jeder der genannten Belange kann auf die Durchführbarkeit, auf die Art und auf die Notwendigkeit der Behandlung entscheidenden Einfluß nehmen.

Blicken wir zurück auf die therapeutische Entwicklung in der Neurologie, so haben wir eine Reihe von Marksteinen auf diesem Wege, von denen der erste die Feststellung der elektrodiagnostischen und elektrotherapeutischen Grundlagen darstellt, wie sie uns Altmeister Wilhelm Erb um 1870 beschert hat. Ein zweiter, sehr wichtiger Markstein war die Erkenntnis des Einflusses fieberhafter Erkrankungen zunächst auf den Ablauf von Psychosen, wie sie Wagner-Jauregg 1887 feststellte, eine Erkenntnis, aus der Wagner-Jauregg in vierzigjähriger Arbeit die heutige Höhe der Therapie mittels künstlich erzeugten Fiebers zu erreichen vergönnt war. Dabei wurden selbstverständlich die zunächst nur bei Psychosen gewonnenen Erfahrungen auch auf die Nervenkrankheiten angewandt. Der Weg war dabei ziemlich unfehlbar gegeben, da die Paralysis progressiva, das Versuchsobjekt der ersten fiebertherapeutischen Untersuchung, der Gruppe der luogenen Nervenerkrankungen angehört, und daher die Anwendung der für die Paralyse wirksamen Therapie auf die anderen Erkrankungen derselben Gruppe ziemlich nahelag.

Über die Berechtigung derartiger therapeutischer Indikationsstellungen werden wir im einzelnen noch zu sprechen haben.

Wir kommen aber bei diesen Erwägungen zu einem weiteren wichtigen Punkt für die Entwicklung der neurologischen Therapie, den wir hier, wenn auch nicht ganz chronologisch richtig, anzuführen haben: die durch Fournier und Erb ausgesprochene, wenn auch vorher schon geahnte, Erkenntnis des luogenen Ursprungs der Tabes und der Paralyse.

Der letzte Markstein wird vorläufig durch die Einführung des Salvarsans in unsere Therapie dargestellt. Auch dürfen wir des bedeutenden Einflusses auf unsere therapeutischen Entschließungen und Möglichkeiten nicht vergessen, den die 1891 von Quincke eingeführte Lumbalpunktion errungen hat.

Und wenn wir nunmehr, am vorläufig letzten dieser Marksteine stehend, ausblicken, so formt sich für uns heute bereits deutlich, wenn auch noch ein wenig ferne, ein weiterer, nach Jahren wohl auch nicht mehr der letzte, aber gewiß ein ganz bedeutender: Wir befassen uns hier nur mit den organischen Erkrankungen des Nervensystems. Wie viele der Nervenkrankheiten, die ehemals nicht als organisch angesehen wurden, sind in den letzten Jahrzehnten als organisch basiert erkannt worden! Vor allem die große, immer mehr und mehr an Raum gewinnende Gruppe der endokrin bedingten nervösen Störungen rückt immer deutlicher in das Gebiet organischer Erkrankung. Auch wir werden in unseren Besprechungen nicht unterlassen können, uns mit diesem Krankheitsgebiet zu befassen. Und wenn die Grenzen dieses Gebietes für uns derzeit auch noch gar nicht zu ziehen sind, das Gebiet selbst zum großen Teil noch ganz nebelhaft vor uns liegt, so ist doch heute nicht mehr daran zu zweifeln, daß die Einführung einer wirklich sachlich basierten Hormontherapie der nächste Markstein in der Geschichte der Heilbestrebungen in der Neurologie sein wird. Die Ausblicke, die uns diese Erkenntnis gestattet, sind so weite, daß wir sie heute noch kaum ermessen können. Müssen wir doch bedenken, daß hier, in dem Erkennen der hormonalen Einflüsse, auch eine der nicht zahlreichen und sonst nicht eben breiten Verbindungen von der Neurologie zur Psychiatrie hinüberführt, und daß die Errungenschaften auf endokrinem Gebiete hier wie dort basisschaffend und klärend wirken müssen. Heute scheint das allerdings noch ein etwas phantastischer frommer Wunsch. Aber wir sind ja auch in der Medizin etwas raschlebiger geworden. Vielleicht ist die Zeit der Entwirrung der schwer zu fassenden hormonalen Aus- und Wechselwirkungen nicht mehr so ferne, wie wir sie heute glauben.

Ich werde noch Gelegenheit haben, Ihnen zu zeigen, daß jede dieser Epochen, die ineinander überall übergreifen, ja von denen bis heute keine erledigt, sondern nur die neue jeweils hinzugekommen ist, zur Erreichung des heutigen therapeutischen Standpunktes unerläßlich ist.

Zweite bis neunte Vorlesung

Luogene Nervenkrankheiten

Zweite Vorlesung

Jod, Quecksilber, Wismut

Wir kommen zunächst zur Besprechung einer Krankheitsgruppe, die für die Entwicklung der neurologischen Therapie überhaupt von ganz besonderer Bedeutung geworden ist, der Gruppe der luogenen Nervenerkrankungen. Diese Krankheitsgruppe war es, die uns Neurologen erst das therapeutische Sehen beigebracht hat, die uns die Augen öffnete für therapeutische Möglichkeiten und therapeutische Wege in der Neurologie überhaupt.

Dabei ist immer die interessante Beobachtung zu machen, daß mit Einführung eines therapeutischen Agens auch sofort dessen Ablehnung erfolgt, und daß es zuerst jahrelanger Kämpfe bedurfte, um für das Quecksilber und später für das Salvarsan Bahn zu machen. Unglücklicherweise gewöhnen sich die Neurologen so langsam an den Gedanken einer aktiven Therapie, daß sie, trotz aller Einsicht für die Unzweckmäßigkeit der syphilidologischen Behandlungsmaximen für die Neurologie, sich zum Teil auch heute noch von den Syphilidologen ins Schlepptau nehmen lassen und mit weniger Sachkenntnis als Kühnheit aktivierte therapeutische Methoden, so wie sie gegeben sind, für die Neurologie akzeptieren oder sie, umgekehrt, auch wo sie zu brauchen wären, in Bausch und Bogen ablehnen. Die therapeutischen Mittel, die uns gegen die Syphilis des Nervensystems zur Verfügung stehen, sind mannigfache.

Zuerst war es das Jod, das, wie auch sonst in der Neurologie, am häufigsten und hier mit unleugbarem Erfolg zur Anwendung kam. Die Dosen können dabei allerdings meist nicht so hoch genommen werden wie bei den Erkrankungen gleichen Ursprungs in der Ophthalmologie und Laryngologie. Aber interne Gaben von 2 g eines Jodsalzes pro die werden gewöhnlich gut vertragen. Hoch kann man mit der Dosis bei Lues cerebri entzündlichen oder endarteriitischen Ursprungs gehen, auch bis auf 6 bis 8 g pro die, mindestens für kurze Zeit. Warnen möchte ich dagegen vor dem zu hoch dosierten oder zu lange fortgesetzten Gebrauch von Jod bei Tabikern schlechten Ernährungszustandes.

Diese Fälle müssen bei Jodkuren stets unter sorgfältigster Kontrolle stehen, da ein Einsetzen hyperthyreoider Erscheinungen unter Jodeinfluß nicht ganz selten beobachtet wird. Es erscheint mir dabei gar nicht erforderlich, spirometrische Methoden in Anwendung zu bringen, sondern es genügt die etwa allwöchentliche Kontrolle des Körpergewichtes, um den Patienten durch rechtzeitiges Aussetzen der Jodmedikation vor sonst schwer gutzumachendem Schaden zu bewahren. Dagegen können wir bisweilen mit kleinsten Joddosen von 0,01 bis 0,1 g pro die die Patienten zu neuem, raschem Emporblühen veranlassen. Natürlich sind diese oligodynamischen Wirkungen von Jod keine antiluetischen. Darüber müssen wir uns bei unserer Indikationsstellung klar sein.

Die Wirkungsweise des Jods in seinen verschiedenen Formen ist überhaupt eine ziemlich verschiedene, und man wird gut tun, die Form der Darreichung in jedem einzelnen Fall zu überlegen.

Für die gewöhnlichen Fälle von sogenannter echter Neurolues, d. h. also für jene Fälle, die nicht der ektodermalen Gruppe luogener Nervenkrankheiten angehören, kommen wir mit den Jodsalzen, intern gegeben, wie früher besprochen, ganz gut aus.

Bei der ektodermalen Neurolues kommt für die Jodtherapie wohl nur die Tabes in Betracht, da Jod für die Paralyse kein geeignetes Mittel zu sein scheint. Für die Tabes aber und für die mesodermale Lues, soweit sie sich gegen die gewöhnliche Joddarreichung refraktär verhält, was ja bisweilen vorkommt, kommt die externe Einverleibung von Jod in Frage. Das gleiche gilt als Versuch bei jenen Fällen, in denen die interne Jodmedikation Magenbeschwerden oder Sinken der Appetenz veranlaßt. Als Versuch deshalb, weil man dabei sehr häufig die Erfahrung machen kann, daß die Hindernisse für die Jodtherapie auch bei externem Weg unvermindert bestehen bleiben, ja sich bisweilen sogar steigern. Anderseits erscheint gerade dieser letztere Umstand geeignet, die intensive Jodwirkung bei externem Wege zu beweisen.

Man kann dabei auf perkutanem Wege Jod-Vasogen geben, das einfach eingerieben wird und eine ganz gute Jodwirkung erzielen kann, die allerdings nie sehr intensiv wird. Es scheint, daß das Bedecken der eingeriebenen Stellen mit einem impermeablen Stoff die Jodwirkung kaum verstärkt. Auch hier kommt offenbar außer der perkutanen die inhalatorische Komponente der Zufuhr in Betracht, wie wir das später beim Quecksilber noch zu besprechen haben werden. An Stelle von Jodvasogen, das 33% Jod enthalten soll, kann man in geeigneten Fällen, von denen wir noch gelegentlich zu sprechen haben werden, mit recht günstigem Erfolg Jodschmierkuren mit einer Jodsalbe machen, die folgendermaßen zusammengesetzt ist: 1 Teil Jodum purum, 10 Teile Kalium jodatum und 89 Teile Salbenmasse. Es ist zu empfehlen, bei dieser Schmierkur sehr vorsichtig zu verfahren, da die Jodwirkung dabei manchmal eine auffallend starke sein kann. Jedenfalls ist dabei von vornherein dem Allgemeinzustand des Patienten besonderes Augenmerk zuzuwenden. Sehr dekrepide Kranke kommen nie für eine Jodschmierkur in Betracht. Bei gutgenährten Patienten ist das Gewicht allwöchentlich genauestens zu kontrollieren, der Puls täglich; denn man sieht gerade bei der Jodschmierkur nicht selten sehr rasch Erscheinungen von Hyperthyreoidismus auftreten. Eine genaue Kontrolle verlangt auch die Beschaffenheit der Haut, da diese bisweilen sehr rasch auf die aufgetragene Jodsalbe unangenehm reagiert. Unter Beobachtung aller dieser Kautelen kann man die Jodschmierkur ähnlich wie die Quecksilberinunktionen durchführen und läßt einen Tag die beiden Unterschenkel, einen Tag die beiden Oberschenkel, dann Unter-, Oberarme und schließlich den Rücken mit je 2 g der Salbe pro dosi einreiben. Darauf folgt ein Bad. Sehr zweckmäßig erscheint es, im Verlauf der Schmierkur die am Vortage eingeriebenen Stellen am folgenden Tage mit Spiritus vini Gallici zu waschen, um so die Poren rascher zu reinigen. Da das Jod sehr rasch durch die Haut resorbiert wird, so besteht nach 24 Stunden sicher nicht mehr die Gefahr, dadurch noch wirksame Substanz zu entfernen. Ebenfalls der perkutanen Jodanwendung dienen die zahlreichen Jodquellen, von denen die in Bad Hall, Aachen, Darkau und Lipik die bei uns bekanntesten sind. In allen Jodbädern wird aber auch das mehr oder minder stark jodhältige Wasser zu Trinkkuren verwendet. Diese letzteren erfordern wieder eine genaue Indikationsstellung, in derselben Weise, wie dies früher erwähnt wurde. Auch hier werden zweckmäßig die sehr herabgekommenen Kranken von Anfang an ausgeschaltet. Ich halte es überhaupt für ganz gut, derartige Kranke gar nicht in ein Jodbad zu schicken. Wenn aber irgendein Grund vorliegt, solche Kranke nach Hall, Darkau usw. gehen zu lassen, so ist ihnen jede Jodtrinkkur zu untersagen. Dagegen sieht man sehr häufig, daß auch sehr jodempfindliche Kranke eine Jodbadekur ganz ausgezeichnet vertragen. Es besteht so in Fällen, in denen man dies als wünschenswert erachtet, die Möglichkeit einer Jodeinverleibung in schonendster Form. Es kommt dabei wohl jedenfalls auch in Betracht, daß die Jodtherapie in Kurorten gewöhnlich unter günstigeren Bedingungen durchgeführt wird als anderwärts. Stellt doch die Ruhe des Kurlebens, das kurgemäße Verhalten und das procul negotiis an und für sich einen Heilfaktor vor. Bezüglich der Jodtrinkkuren kommt dabei noch ein Umstand in Betracht, der geeignet erscheint, die unangenehme Wirkung des Jods auf den Magen günstig abzuschwächen, das ist der Gehalt der Jodwässer an anderen alkalischen Salzen, vor allem an kohlensaueren Alkalien. Wissen wir doch, daß wir sehr häufig bei interner Jodtherapie überhaupt die Joddosis leichter steigern können, wenn wir der Jodlösung Speisesoda zusetzen. Außer der Einreibungs- und Badebehandlung kommen für die externe Jodbehandlung auch die Jodinjektionen in Betracht, von denen es eine große Zahl gibt. Es sollen hier nur diejenigen Platz finden, die häufiger gebraucht werden und bei welchen ich über größere eigene Erfahrungen verfüge.

Schon lange in Gebrauch sind die Jodipininjektionen. Jodipin ist eine Lösung von Jod in Sesamöl, in Konzentrationen von 10, 25 und 33% hergestellt, die auch interne Verwendung findet. Von der günstigeren Wirkung intern angewandter Jodipinlösung habe ich mich nie überzeugen können, ebensowenig von der der Jodipintabletten. Von Jodipininjektionen habe ich nie irgendeine Störung gesehen. Im Gegenteil, es kann kein Zweifel darüber bestehen, daß die Jodipininjektion, vielleicht infolge der recht großen Ölmenge — es werden bis zu 10 cm^3 injiziert — trotz des ziemlich großen Jodgehaltes, niemals ungünstig auf den Ernährungszustand wirkt. Auch die Einwirkung auf einzelne unangenehme Symptome, wie z. B. Paraesthesien und lanzinierende Schmerzen, scheint mir sicherzustehen. Leider ist das Mittel für eine Anwendung in größerem Maßstab für Ambulatorien zu kostspielig.

Jodpräparate, die sich gut bewährt haben, sind das vor dem Kriege bei uns häufig angewandte Tiodine Cognet, dem jetzt in dem MBK-Präparat Jodaethyl-Thiosinamin ein vollwertiger Ersatz entstanden ist. Die Wirkung beider Präparate ist eine starke Jodwirkung, die bei beiden Mitteln nicht selten dadurch etwas gestört ist, daß der stark auftretende Metallgeschmack die Appetenz des Kranken und damit die Fortführung der Kur gefährdet. Die bis jetzt besprochenen Jodinjektionsmittel können subkutan oder intramuskulär zwei- bis dreimal wöchentlich appliziert werden. Wir haben eine Reihe von Jodpräparaten, die auch intravenös gegeben werden können oder müssen.

Zu den letzteren gehört das Jodnatrium, das Klemperer in 10%iger Lösung zur intravenösen Jodbehandlung in die Therapie eingeführt hat. Ich habe die intravenöse Jodbehandlung mit dieser relativ wenig konzentrierten Lösung hauptsächlich wegen der großen Flüssigkeitsmengen, die dabei intravenös gegeben werden, und wegen der geringen Handlichkeit dahin modifiziert, daß ich Lösungen von JNa in einer Verdünnung von 1:2 in Einzeldosen von 20 cm^3 intravenös gebe, in einer Gesamtmenge von 400 cm^3 bei zwei- bis dreimaliger Injektion in der Woche. Die Indikation für die intravenöse JNa-Therapie ist dabei eine relativ eng umschriebene. Ich werde darauf bei Besprechung der einschlägigen Erkrankungen zurückkommen. Hier will ich nur bezüglich der Technik einige Worte beifügen, die mir erforderlich scheinen, um die JNa-Therapie auf intravenösem Wege klaglos durchzuführen. Es erscheint zunächst erforderlich, nicht mit der plena dosis zu beginnen, sondern zuerst 8, dann 12 und dann erst 20 cm^3 der Lösung 1:2 zu injizieren. Die Erfahrung lehrt, daß JNa in dieser Konzentration in die Vena cephalica injiziert, einen schmerzhaften Gefäßkrampf bis zur Einmündung in die Vena subclavia hervorruft, der zwar in 30 bis 60 Sekunden vorübergeht, aber einen unter Umständen höchst unangenehmen Chock auf den Patienten auszuüben in der Lage ist. Bei Injektion in die Basilica fehlt der Gefäßkrampf stets und die Injektion verläuft ohne jede Beschwerde für den Kranken. Ganz besonderes Augenmerk ist darauf zu richten, daß das zu injizierende Präparat wirklich Jodnatrium ist, was durch Gelbfärbung der Flamme des Bunsenbrenners sofort festzustellen ist. Jodkalium wirkt intravenös als schweres Gift, und ich konnte mich gelegentlich einer in der Apotheke erfolgten Verwechslung des zur Lösung verwendeten

Jodsalzes überzeugen, daß die gleiche Konzentration von Jodkali, intravenös gegeben, bereits bei Injektion von 7 cm³ (bis dahin war die Injektion erst gediehen) sofort tödlich wirken kann. Seither wird selbstverständlich jede in Gebrauch zu nehmende Jodnatriumlösung zuerst am Bunsenbrenner geprüft. Ich würde den gleichen Vorgang zur Vermeidung von Unglücksfällen aufs dringendste empfehlen. Anderseits erscheint mir die Wirkung der Jodnatriumdarreichung auf intravenösem Wege bei entsprechender Indikationsstellung derart unersetzlich, daß ich trotz der etwas schwierigeren Technik darauf nicht verzichten möchte. Gleichfalls nur intravenös anwendbar ist die Preglsche Jodlösung, deren Wirkung bei Lues aber anscheinend keine sehr große ist. Auch diese Jodlösung hat für die Darreichung technische Schwierigkeiten insoferne, als sie häufig die Venenwandungen so angreift, daß die späteren Injektionen dadurch erschwert werden. Da die Flüssigkeitsmenge bei der ursprünglich im Gebrauch stehenden Preglschen Lösung ebenfalls eine sehr große war — bis 150 cm³ pro dosi —, so würde sich wohl empfehlen, die zehnfach konzentrierte Form des Septojods zu verwenden, bei welchem Dosen von 15 bis 20 cm³ genügen.

Gleichfalls intravenös wurde das vor einigen Jahren bei uns sehr viel genannte Mirion gegeben, doch hat eine später hergestellte verstärkte Form, die bei intravenöser Darreichung bisweilen unangenehme augenblickliche Reaktionen veranlaßte, bewirkt, daß die Einverleibung jetzt fast nur mehr intramuskulär erfolgt. Es sind zahlreiche gute Resultate mit Mirion publiziert worden, ich muß aber zu meinem Bedauern gestehen, daß ich davon niemals auch nur den geringsten Erfolg gesehen habe. Allerdings habe ich auch niemals das Auftreten eines Jodismus oder andere schädliche Zwischenfälle gesehen.

Ein anscheinend sehr gut erträgliches, intravenös oder intramuskulär einzuverleibendes Jodpräparat ist das von Astier hergestellte Néo-Riodin, das imstande scheint, eine bisweilen recht günstige Jodwirkung ohne irgendwelche Störungen zu erzielen. Ich halte nach meinen bisherigen Erfahrungen — das Präparat ist noch jung — 20 Injektionen in 2- bis 3mal wöchentlicher Einverleibung der ganzen Ampullendosis von etwa 6 cm³ für eine Kur für angemessen. Auch das von den Bayerschen Fabriken jetzt in Ampullen zu 2 cm³ gelieferte Jodisan scheint ein gut verträgliches und wirksames Jodpräparat zu sein. Es wird in Gesamtdosen von 30 Ampullen (3 mal wöchentlich eine intravenöse Injektion) gut vertragen. Ob damit bereits das Optimum der Wirkung erzielt ist, kann ich mit Rücksicht auf die noch zu kurze Versuchszeit nicht entscheiden. Ein durch Sekunden andauernder, leicht rauschartiger Zustand, der auch bei Jodnatriuminjektionen nicht selten auftritt, ist, zumal sehr bald Gewöhnung eintritt, kaum als Einschränkung für den Gebrauch des Mittels in Erwägung zu ziehen.

Ich habe den Eindruck, daß forcierte Jodkuren, vor allem lange fortgesetzte intravenöse Jodmedikation, bei ataktischen Tabikern eine gewisse Disposition zu Spontanfrakturen zu schaffen vermögen.

Ich verabreiche daher jetzt stets gleichzeitig mit den intravenösen Jodinjektionen intern Calcium oder Phosphor-Lebertran und habe seither die unangenehme Komplikation tatsächlich kaum mehr im Anschluß an die Therapie eintreten gesehen. Ich würde daher das gleiche Vorgehen in diesen Fällen für angebracht halten.

Wesentlich stärkere Wirkungen als von Jod sind von der Quecksilbertherapie zu beobachten, die ja zu den allerältesten Beständen der Luestherapie gehört. Bereits im Mittelalter waren Quecksilberkuren bei Syphilis üblich, und zwar in Formen, die nach unserer heutigen Auffassung zu starker Wirkung geeignet waren: wurde doch bisweilen das Quecksilber in Form von Quecksilberdämpfen gleichzeitig mit einer gewaltigen Schwitzkur auf den Körper einwirken gelassen, und es ist daher wohl anzunehmen, daß dabei das Eindringen des Quecksilbers in den Körper in relativ großen Quantitäten sehr begünstigt wurde.

Daß derartige Kuren sehr wirksam waren, geht schon aus dem Umstand hervor, daß Schädigungen gelegentlich solcher Kuren offenbar nicht so selten beobachtet wurden. Allerdings konnte damals wohl noch weniger als heute die manchmal sehr schwere Entscheidung getroffen werden, ob die Schäden, die beobachtet wurden, von der Syphilis oder von deren Therapie herrührten. Ich muß dabei nur auf das bekannte Beispiel Ulrich v. Huttens hinweisen, der die typisch luetischen schweren Hemiplegien als von der schädlichen Einwirkung der Quecksilberbehandlung herrührend betrachtete. Auch echte Einreibungskuren wurden schon im Mittelalter gemacht, und wenn wir auch über die genauere Dosierung nicht orientiert sind, so können wir doch per analogiam schließen, daß unsere medizinischen Ahnen auch beim Quecksilber nicht sehr schwach dosiert haben werden.

Auch wir sind heute fast allgemein von der besonders günstigen Wirkung der Einreibungskuren überzeugt, und wenn wir diese doch in der größeren Zahl der Erkrankungsfälle durch anderweitige Maßnahmen ersetzen, so geschieht dies hauptsächlich aus zwei Gründen. Der eine ist der, daß die Einreibungskur sicher unbequem und unreinlich ist und durch diesen letzteren Umstand geeignet erscheint, das streng gewahrte Geheimnis der luetischen Infektion in unangenehmer Weise zu lüften. Der zweite, medizinisch wichtigere Grund ist der, daß man bei einem größeren und vor allem bei einem ambulanten Krankenmaterial nie in der Lage ist, die Einreibungen bezüglich ihrer Regelmäßigkeit und der Art ihrer Durchführung zu kontrollieren. Dieser letztere Grund ist praktisch auch nicht auszuschalten, während man sich bemüht hat, den ersteren in seinen Auswirkungen wesentlich zu mildern. Durch Änderung der ominösen grauen Farbe hat man dem Erraten des Geheimnisses der Quecksilberschmierkur einigermaßen vorzubauen gestrebt. Wir müssen bei unseren Kranken immer eine sehr energische Schmierkur durchführen, natürlich nur, wenn es der Allgemeinzustand des Patienten gestattet. Ich halte es für zweckmäßig, dann aber nicht unter 30mal 4 bis 5 g Unguentum cinereum einwirken zu lassen.

Es wird dabei in Fünfertouren (Unterschenkel, Oberschenkel, Unterarm, Oberarm, Rücken) geschmiert, dann einen Tag gewartet, am siebenten Tag gebadet und erst am nächsten Tag wieder begonnen. Es hat diese Verlängerung der Kur durch das volle Auswarten eines Zwischen- und des Badetages, wie ich glaube, den Vorteil der besseren Ausnützung der inhalatorischen Komponente der Schmierkur, deren Wirkung gewiß einen ziemlich beträchtlichen Teil der Gesamtwirkung darstellt. Außer mit grauer Salbe werden auch Schmierkuren mit Calomel gemacht, wobei die Dosierung die gleiche wie bei grauer Salbe sein kann. Es scheint dabei sehr wesentlich auf das Vehikel anzukommen. Das Ebaga-Präparat hat sich, anscheinend aus diesem Grunde, am meisten Beliebtheit erworben. Die Calomeleinreibungen haben, bei anscheinend geringerer Resorptionsfähigkeit und deshalb auch entsprechend geringerer Wirksamkeit, gegenüber der grauen Salbe den Vorteil der indifferenten Färbung; die Patienten werden durch sie nicht zu „Gezeichneten". Den gleichen Zweck verfolgt auch das Qecksilber-Resorbin, das eine unverfängliche rote Salbe darstellt und in gleicher Dosis wie die graue oder die Calomelinunktion gut vertragen wird. Auch diese Einreibung scheint an Wirksamkeit hinter der grauen Salbe zurückzustehen.

Zahllos sind die Quecksilberinjektionspräparate, deren Wertigkeit allerdings sehr verschieden ist, die aber alle den Vorteil genauerer Dosierbarkeit besitzen.

Für das weitaus beste Mittel halte ich das graue Öl, das Lang in die Therapie eingeführt hat. Der Gehalt an Hg beträgt dabei 30%. Die Injektionen sind etwas schmerzhaft, was aber, wie es scheint, besonders dem Vehikel zuzuschreiben ist, da bei entsprechender Beschaffenheit dieses letzteren von den Patienten kaum geklagt wird. Besonders günstig erscheint die Depotwirkung, so daß ich es zweckmäßig gefunden habe, die Dosen im Beginn der Kur hoch zu nehmen und gegen das Ende der Kur die Dosis zu verringern. Man kann alle drei bis fünf Tage zunächst selbst 1 g des Öls intramuskulär injizieren, findet mit 15 cm^3 Gesamtdosis auch in den schwersten Fällen sein Auslangen und tut gut, von der fünften oder sechsten Injektion an die Dosis um 1 oder 2 Zehntel bis auf 0,2 pro dosi herabzusetzen. Auf demselben Prinzip steht die Verwendung von Mercinol, einem 40%igen grauen Öl, das durch ein ganz besonders reizloses Vehikel zur Injektionstherapie hervorragend geeignet erscheint. Die nächstbeste Wirkung sieht man von Calomel, das gewöhnlich zu gleichen Teilen mit Kochsalz in 10%iger wässeriger, durch Zusatz von Mucilago Gummi zu besserer Suspension geeigneter Lösung in Einzeldosen von 1,0 injiziert wird. Auch hier können 15 Injektionen in vier- bis fünftägigen Intervallen als zu einer Kur ausreichend betrachtet werden. Zu beachten ist nur, daß die Calomelinjektionen recht schmerzhaft sind und daß sie sich daher für die Behandlung von körperlich schwer arbeitenden oder auf die Tätigkeit ihrer Beine angewiesenen Patienten nicht gut eignen. Diesbezüglich weitaus besser wird die Injektionsbehandlung mit Hydrargyrum salicylicum vertragen, das im Verhältnis von 1:9 mit Paraffinum liquidum eine ausgezeichnete Injektionsmasse abgibt. Auch hier sind 15 cm³ in Dosen von je 1 cm³, 1- bis 2mal wöchentlich injiziert, auf eine Kur zu rechnen.

Alle die angeführten Hg-Injektionspräparate sind ungelöst, und ihre Wirkung ist eine nicht sehr rasch einsetzende, dafür aber die Zeit der Therapie weit überragende. Anders ist das mit den sogenannten löslichen Quecksilbersalzen, deren Wirkung rasch einsetzt, aber weitaus weniger lang andauert. Eines der erst angewandten derartigen Injektionsmittel war das Sublimat, das in 1%iger Lösung in Dosen von 1 cm³ täglich subkutan in die Rückenhaut oder besser intramuskulär, wie die unlöslichen Präparate, gegeben wird. Die Gesamtdosis muß dem Einzelfall angepaßt werden. Angenehmer, weil für die Instrumente weniger gefährlich, sind die später in Brauch genommenen löslichen Quecksilberverbindungen, wie das Hydrargyrum bicyanatum, das Hydrargyrum succinimidatum und die gebrauchsfertigen Lösungen des Embarin und des Enesol, wovon das letzte das schwächstwirkende zu sein scheint. Es hat den Vorteil der vollkommenen Schmerzlosigkeit. Trotzdem gebe ich es fast nie, weil ich, im Gegensatz zu anderen, eigentlich noch nie eine nachweisbare Wirkung davon gesehen habe. Es ist sowohl das ebenfalls milde Embarin wie das Hydrargyrum succinimidatum vorzuziehen. Dieses wird ebenso wie das Bicyanat in 2- bis 5%iger Lösung intramuskulär in Dosen von 1 cm³ 2- bis 3mal wöchentlich verabreicht. Alle löslichen Salze werden am besten lange fortgegeben, wenn es der Allgemeinzustand erlaubt. Ich glaube, daß man etwa 30 cm³ für eine Kur rechnen kann.

Ich habe jetzt vom Allgemeinzustand des Patienten gesprochen. Dieser ist natürlich bei jeder Quecksilberbehandlung, sei dieselbe eine Einreibungs- oder Injektionskur, aufs genaueste zu berücksichtigen. Starke Gewichtsabnahmen verlangen ein Heruntergehen mit der Einzeldosis, eventuell ein Aussetzen der Behandlung. Es ist der Mundpflege die größte Aufmerksamkeit zu widmen. Bekanntlich wird das Zahnfleisch von Hg ziemlich stark angegriffen, die Zähne können gelockert werden und der Patient durch die Munderkrankung in einen ganz elenden Zustand kommen. Es kann daher nicht gut genug vorgesorgt werden, um eine Störung der Behandlung von dieser Seite zu vermeiden. Es gelingt fast immer, durch exakte Mundpflege dem Auftreten der Stomatitis vorzubeugen. Viel schwieriger ist es, der ausgebrochenen Erkrankung Herr zu werden. Das sofortige Aussetzen jeder Hg-Zufuhr ist in diesen Fällen selbstverständlich das erste Gebot. Tabak und Alkohol läßt jeder Patient dabei ohnedies, der durch sie verursachten Schmerzen wegen, von selbst. Man tut gut, in sehr argen Fällen nur kühle Getränke und nur flüssige Nahrung zu geben, den Mund halbstündig mit Salbeitee, H_2O_2, eventuell mit schwachen Lösungen von Übermangankali spülen zu lassen und sobald als möglich schwache Tanninlösungen als Gurgel- und Spülwasser zu verordnen. Dennoch sieht man nicht so selten, daß die Erkrankung einen schleppenden Verlauf nimmt und die Ernährung des Kranken durch Wochen hindurch stört. Nicht vorsichtig genug kann man bei den unlöslichen Verbindungen sein. Bei Anwendung dieser muß die exakteste Mundpflege die Dauer der Behandlung um Wochen überschreiten. Es ist mir ein Fall eines mit Mercinol behandelten Patienten in Erinnerung, der vier Wochen nach Schluß der Hg-Behandlung zu seiner normalen Mundreinigung, die sicher vollkommen entsprechend war, zurückkehrte, bei dem nach wenigen Tagen eine so schwere Stomatitis auftrat, daß der Zustand des Patienten besorgniserregend war. Es ist dies zugleich ein Beweis der Depotwirkung des Mercinol, das somit wohl als eines der längstwirkenden Präparate angesehen werden darf. Und es spricht, meiner Überzeugung nach, sehr gegen die Wirksamkeit des Enesol, daß ich niemals, auch bei Ambulanzpatienten, deren Mundreinigungsbedürfnis trotz aller Ermahnungen sicher nicht immer ein ausreichendes ist, bei diesem Mittel eine Stomatitis gesehen habe.

Außer der Mundpflege ist dem Verhalten des Harns besondere Aufmerksamkeit zu schenken. Dieser muß allwöchentlich einmal auf Eiweiß und Zucker untersucht werden. Spuren von Eiweiß, ja selbst vereinzelte Harnzylinder, stellen noch keine Kontraindikation gegen Hg dar, doch wird man in solchen Fällen mit besonderer Vorsicht zu Werke gehen, mit Minimaldosen beginnen und bei der geringsten Verschlimmerung des Befundes sofort aussetzen. Man wird aber gerade bei solchen Fällen nicht ganz selten die Erfahrung machen, daß die vor Kurbeginn vorhandene Albuminurie unter der Hg-Einwirkung auch schwinden kann. Dann nämlich, wenn auch die Albuminurie ihre Ursache in einer luogenen Erkrankung der Niere hatte. Auch in diesen Fällen aber tut man gut, nur mit größter Vorsicht die geringe Anfangsdosis zu steigern und sich vor jeder Injektion zu überzeugen, daß keine neuerliche Verschlimmerung eingetreten ist.

In den letzten Jahren wurde, zuerst von Levaditi und Marie, auf die Wirksamkeit der Wismutsalze gegen Syphilis hingewiesen. Ursprünglich dachte man, nicht ein, sondern das Heilmittel der Lues darin erblicken zu sollen. Wie wir dies immer wieder und wieder aber im Laufe der Jahrzehnte, die wir überblicken, sehen können, ist keines der neueingeführten Heilmittel, sogar das Salvarsan nicht, imstande, die schon im Gebrauch erprobten Mittel zu ersetzen, sondern lediglich bestimmt, das Vorhandene zu ergänzen. Auch das Wismut ist, in welcher Form immer wir es anwenden, kein Alleinheilmittel der Syphilis, sondern nur ein allerdings ganz ausgezeichnetes Mittel zur Unterstützung unserer sonstigen antiluetischen Maßnahmen. Das von Frankreich zu uns gekommene Trépol und Neo-Trépol ist jetzt bei uns zumeist verlassen, da wir genügend deutsche Wismutpräparate besitzen, um auf das ziemlich kostspielige französische Präparat verzichten zu können. Das weitaus angenehmste Mittel, von dem ich bis jetzt nie irgendeinen unangenehmen Zwischenfall gesehen habe, scheint mir das Bismogenol zu sein. Ich injiziere es in relativ großen Dosen, nämlich 2mal wöchentlich je 2 cm^3 intramuskulär. Fünfzehn Injektionen berechne ich auf eine Kur. Die Injektionen werden anstandslos vertragen, sind fast niemals schmerzhaft und machen keine reaktiven Entzündungen des Gewebes. Ebenfalls sehr gut verwendbar sind Casbis, Bismosalvan und das Spirobismol. Ich habe sie in gleicher Weise wie das Bismogenol angewendet, und der Erfolg scheint ebenfalls ein sehr guter zu sein. Nur sind die Injektionen mit dem Bismosalvan und dem Spirobismol, die beide auch noch Jod und Chinin enthalten, bei empfindlichen Kranken nicht völlig schmerzlos. Gleiches gilt vom Bismoluol. Auch intravenös kann Wismut gut angewendet werden. Wir haben dafür im Wismulen ein sehr gutes Mittel, das mit kalter Salvarsanlösung in klarer Lösung bleibt und auch in Mischspritze gegeben werden kann. Ich habe davon nie einen ernsteren Zwischenfall gesehen. Die Wirkung ist eine sicher rasch eintretende. Ich glaube aber, daß das Mittel für jene Fälle aufgespart werden soll, in welchen es uns auf die rasche Wirkung ankommt, und daß wir gewöhnlich bei der intramuskulären Anwendung von Wismut bleiben sollen. Das Wismulen macht nämlich sehr häufig fast unmittelbar nach der Injektion sehr heftige Zahnneuralgien, die oft viele Stunden anhalten und bei bestehendem starken Metallgeschmack die Appetenz des Kranken schädigen können. Auch tritt nicht ganz selten bei Wismulen eine sehr schwere Gingivitis auf, die die Patienten stark herunterbringt. Ich habe auch den Eindruck, daß die rasch einsetzende Wismulenwirkung wenig nachhaltig ist, daß das Mittel den Körper so rasch verläßt, daß wir mit Ausnahme der sofort nachzuweisenden Wirkung nichts weiter erwarten können. Gleichwohl möchte ich es für luetische Meningitiden, endarteriitische Prozesse u. dgl. nicht entbehren.

Dritte Vorlesung

Salvarsan

Das weitaus wirksamste antiluetische Mittel ist das Salvarsan. Wir sind seit sechzehn Jahren damit beschäftigt, die Wirkungsweise dieses Heilmittels genau zu studieren, da diese, so genau sie theoretisch und praktisch im Tierexperiment festgelegt erscheint, bei der Anwendung am kranken Menschen doch noch eine Reihe von Rätseln in sich birgt. Vor allem liegt die Schwierigkeit der Salvarsananwendung darin, daß Nebenwirkungen wahrscheinlich niemals ganz zu vermeiden sein werden. Sehen wir doch unliebsame Nebenerscheinungen auch von therapeutisch viel weniger aktiv wirksamen Substanzen. Wir können, abgesehen von der Wirkung auf die Nieren, auch bei Quecksilber und Wismut mitunter Arzneiexantheme beobachten, die allerdings bei diesen Mitteln kaum jemals schwere Komplikationen veranlassen und nach dem Aussetzen des Agens baldigst abheilen. Anders beim Salvarsan. Das Salvarsanexanthem ist mit Recht eine der gefürchtetsten Erscheinungen, da es, wenn auch selten, so doch bisweilen das Leben des Befallenen bedroht, ja sogar wirklich vernichtet hat. Viel weniger Bedeutung haben die akuten, das heißt während oder unmittelbar nach der Injektion auftretenden Salvarsanerscheinungen. Ich will über die Prophylaxe der Salvarsankomplikationen später ausführlicher im Zusammenhang sprechen.

Das Salvarsan wurde zuerst in der Form des jetzt Alt-Salvarsan genannten Mittels angewendet. Die Anwendung geschah entweder in öligen Aufschwemmungen intramuskulär oder auch subkutan, auch in wässerigen Lösungen intramuskulär oder auch intravenös. Zu dieser letzteren Form der Darreichung war es notwendig, das leicht sauere Mittel zu neutralisieren. Da diese Neutralisierung eine sehr genau durchzuführende, dabei das Mittel bei längerer Einwirkung destruierende Maßnahme war, so gestaltete sich die Vornahme einer intravenösen Alt-Salvarsaninjektion zu einem so komplizierten Eingriff, daß den verschiedensten unangenehmen Zwischenfällen von vornherein Tür und Tor geöffnet war. Es ist daher selbstverständlich, daß diese erste Salvarsanperiode durch ganz besonders unliebsame Vorkommnisse sowohl bei der Injektion als bei deren Folgen einigermaßen für die Beurteilung des Mittels beeinträchtigt wird. Was die Wirkung des Alt-Salvarsans anbelangt, so wurde diese zunächst dadurch beeinflußt, daß Ehrlich selbst die Salvarsanbehandlung als Therapia magna sterilisans aufgefaßt und damit allseitig die Vorstellung erweckt hatte, daß Gut und Böse durch den Ictus therapeuticus einer einzigen Injektion entschieden werde. Allerdings hatte Ehrlich dabei hauptsächlich die Frühlues im Auge und hatte die Salvarsanbehandlung der schweren luetischen Nerven- und Gefäßerkrankungen überhaupt als kontraindiziert abgelehnt. Jedenfalls war aber zunächst die Möglichkeit einer verwertbaren Dosierung des Mittels für unsere Erkrankungen nicht gegeben. Auch da hatte man zuerst die Vorstellung, mit einer Injektion von etwa 0,4 Salvarsan auszukommen.

Ich habe aus jener Zeit keine größeren persönlichen Erfahrungen, möchte aber bemerken, daß ich den Eindruck habe, als ob die intramuskuläre oder subkutane Anwendung des Alt-Salvarsans für die neuroluetischen Erkrankungen der intravenösen vorzuziehen gewesen wäre. Ich habe Fälle in Erinnerung, oder bekomme solche auch jetzt noch zeitweise zu sehen, bei denen die einzige damals verabreichte Injektion, mindestens vorübergehend, ganz ausgezeichnete Wirkung gemacht hat. Die Folgeerscheinungen nach der Injektion waren allerdings gewöhnlich stürmische, und man mußte sich seine Fälle wohl recht vorsichtig auswählen. Schon dieser Umstand ließ eine allgemeinere Abschätzung der therapeutischen Möglichkeiten für unser Gebiet nicht zu, und die viel zahlreicheren Beobachtungen, die wir von nichtneurologischer Seite in der Literatur niedergelegt finden, waren nicht nur durch den oft empfindlichen Mangel sachgemäßer Beurteilung, sondern auch durch die ganz widersprechenden Urteile wenig geeignet, unsere Erkenntnis zu fördern.

Zum Zwecke der leichteren Darreichung, der konstanteren Wirkung und der geringeren Nebenwirkung wurde das Alt-Salvarsan sehr bald von Ehrlich und seinen Mitarbeitern modifiziert. So entstand das Salvarsan-Natrium, die Silbersalvarsane und das Sulfoxylat. Davon hat wohl das Neo-Salvarsan heute die weitaus größte Anwendung. Was das Sulfoxylat anbelangt, so hat es sich trotz seiner außerordentlich bequemen Form, der fertigen Lösung, nicht in weiteren Kreisen durchzusetzen vermocht. Auch ich verfüge persönlich darin nicht über genügend große Erfahrungen, um darüber ein abschließendes Urteil fällen zu können. Eine Überlegenheit der Silbersalvarsane, wie sie Kolle im Tierexperiment einwandfrei feststellen konnte, habe ich klinisch beim Menschen niemals zu beobachten Gelegenheit gehabt, weder in therapeutischer Beziehung, noch in Beziehung auf die eventuelle Vermeidung von Nebenerscheinungen. Die Verabreichung der durchsichtigen, hellen Neo-Salvarsanlösung aber ist wohl viel beruhigender für den Therapeuten als die der fast schwarzen, undurchsichtigen Silbersalvarsanlösungen, in denen etwa vorhandene kleinste Fremdkörperpartikelchen, die sich ja durch irgendeinen unglücklichen Zufall immer in eine Lösung verirren können, einfach unsichtbar bleiben. Das Neo-Salvarsan hat dabei auch den Vorteil der leichteren Löslichkeit, so daß man mit geringeren Flüssigkeitsmengen, auch als beim Salvarsan-Natrium, auskommt. Ich glaube, daß es keine therapeutische Anwendungsweise gibt, bei der man nicht mit Neo-Salvarsan sein vollkommenes Auslangen fände. Allerdings möchte ich dabei nicht unterlassen, darauf hinzuweisen, daß es dem Alt-Salvarsan gewiß an Wirksamkeit der Einzelinjektion weit nachsteht. Da wir in der Neurologie aber kaum jemals auf die Wirksamkeit der Einzelinjektion angewiesen sind, so kommen wir praktisch auch kaum in die Lage, uns an diesen Umstand erinnern zu müssen. Praktisch wichtig, der Dosierung der Einzelinjektionen und der Gesamtdosis wegen, ist lediglich der Umstand, daß wir 1,50 g Neo-Salvarsan einem Gramm Alt-Salvarsan gleichzusetzen haben.

Die Einzeldosis Neo-Salvarsan wird von verschiedenen Therapeuten verschieden gewählt, wie auch die Gesamtdosis. Einzeldosen von 0,15 bis 0,9 Neo-Salvarsan werden verabreicht. Die Gesamtdosis schwankt zwischen 3 und 6 g Neo-Salvarsan, ja es gab Autoren, die, mindestens für die Paralyse, mit der Gesamtdosis noch viel höher, bis auf 12 bis 15 g, stiegen. Gerade für die Paralyse ist dagegen auch gar nichts einzuwenden, da wir dieser Erkrankung gegenüber das für den behandelnden Arzt immerhin einigermaßen beruhigende Gefühl haben, daß wir nicht zu schaden, sondern, wenn wir überhaupt die Krankheit beeinflussen könnnen, nur zu nützen vermögen. Anders aber liegt die Entscheidung, wenn wir die Frage so stellen, ob derartige Kolossaldosen für die Therapie zweckmäßig sind. Je mehr wir sehen, desto mehr werden wir zur Überzeugung gelangen müssen, daß wir bei unseren Erkrankungen oft ganz zufrieden sein müssen, wenn wir durch eine Kur so weit gelangen, die Aktivität des Prozesses zu beeinflussen, ihn zu stabilisieren, und daß es dann die Aufgabe weiterer Behandlungen sein muß, nach einiger Zeit auf dem durch die erste Kur vorbereiteten Boden weiter zu behandeln. Von diesem Standpunkt aus erscheint es nicht sehr wünschenswert, den Organismus bereits an Riesendosen gewöhnt zu haben. Auch erfordert die Einverleibung so großer Dosen immerhin so viel Zeit, daß eine Angewöhnung des Mittels und damit ein Nachlassen seiner therapeutischen Energien zu befürchten ist. Ich halte Einzeldosen von 0,30, höchstens 0,45 Neo-Salvarsan für unsere Fälle für nicht nur ausreichend, sondern für allein zweckmäßig, und eine Gesamtdosis unter 4,5 Neo-Salvarsan für gefährlich. Wissen wir doch, daß etwa um 3 g Neo-Salvarsan die Gesamtdosis liegt, nach welcher wir bei Frühlues das Auftreten von Neurorezidiven sehen, und wenn man über genügende Erfahrung verfügt, so kann man auch bei der Spätlues, auch bei der neurologischen, sehen, daß derartig kleine Gesamtdosen als Reizdosen wirken und die Aktivität der Prozesse nicht nur nicht herabzusetzen, sondern zu erhöhen geeignet sind. Eine Steigerung der Gesamtdosis über 4,5 Neo-Salvarsan aber erscheint mir für gewöhnlich überflüssig. Die Dosis reicht normalerweise hin, mit einer Kur das Erreichbare zu erzielen, und ich konnte mich bis jetzt nicht davon überzeugen, daß ein Steigen über diese Dosis eine augenblickliche Erfolgsverbesserung herbeizuführen vermöchte. Dagegen verlängert diese Steigerung die Behandlungsdauer und schiebt dadurch naturgemäß den Anfangstermin für die nächste Behandlung hinaus.

Aus dem Gesagten ergibt sich, daß 15mal 0,30 oder 10mal 0,45 Neo-Salvarsan zu einer Kur gehören, wobei man in besonderer Vorsicht mit noch kleineren Dosen beginnen kann. Dosen von 0,6 Neo-Salvarsan gebe ich seit vielen Jahren nicht mehr, da sie von Empfindlichen nicht glatt vertragen werden und bei den so häufigen Komplikationen der neuroluetischen Erkrankungen mit solchen der Gefäße oder anderer innerer Organe auch sicher nicht gleichgültig sind. Was die Injektionsintervalle anbelangt, so werden diese gewöhnlich mit drei bis fünf, bis acht Tagen angegeben. Ich habe mich, aus Gründen, die ich noch in extenso auszuführen haben werde, veranlaßt gesehen, diese Intervalle mehr und mehr zu verkürzen, und injiziere jetzt alle 48 Stunden 0,30 Neo-Salvarsan. Damit ist die Gesamtdauer der Salvarsankur auf vier Wochen herabgesetzt. Die Dosis wird in 1 cm^3 Wasser pro 0,1 g (Alt-)Salvarsan, das heißt pro 0,15 g Neo-Salvarsan gelöst. Die injizierte Flüssigkeitsmenge ist also verschwindend klein.

Ich möchte aber die Gelegenheit benützen, wieder hervorzuheben, daß es niemals eine vollkommen festliegende Kurvorschrift geben darf, sondern daß man im Einzelfall immer wird modifizieren müssen. Ich möchte das auch bezüglich der kurzen Injektionsintervalle betonen. Daß sie für einen Teil der Behandlungen mir als eine Notwendigkeit erscheinen müssen, wird noch zu erörtern sein, daß es aber gewiß Fälle gibt, in denen diese kurzen Intervalle nicht einzuhalten sind, darf ebenfalls als sicher angenommen werden. Vor allem sei erwähnt, daß die Rundfragen des Georg-Speyer-Hauses in Frankfurt ergeben haben, daß gerade gehäufte kleine Dosen von Salvarsan zu Salvarsanexanthemen führen. Ich kann auf Grund großer einschlägiger Erfahrungen für die Fälle von Neurolues das Gegenteil behaupten, und wir können an diesem kleinen Beispiel sehen, wie widersinnig es ist, die für die Behandlung der allgemeinen Lues geübten Methoden ohne weiteres für unsere Fälle akzeptieren zu wollen und umgekehrt. Gleichwohl wird man auch bei den Fällen von Neurolues mit größter Vorsicht vorzugehen haben. Wir dürfen nie vergessen, daß es immer Fälle geben wird, die gegen gewisse Arzneistoffe überempfindlich sind, und daß es, ebenso wie es immer Menschen geben wird, die Erdbeeren oder Krebse usw. nicht ungestraft essen können, auch immer Patienten geben wird, die kein Salvarsan vertragen. Ihre Zahl scheint aber, wie wir uns zu unserem Troste sagen können, nicht groß zu sein. Wir haben in den letzten Jahren auch in der hypertonischen Traubenzuckerlösung und auch im Chlorkalk Mittel kennengelernt, die geeignet sind, die Zahl der unangenehmen Zwischenfälle sehr beträchtlich zu reduzieren.

Da aber gerade die Zwischenfälle der Salvarsanbehandlung eine besondere Aufmerksamkeit erfordern, so wird es notwendig sein, doch ausführlicher darauf einzugehen. Die Zwischenfälle können sich bereits bei der Injektion als solche ergeben und sind dann gewöhnlich auf technische Mängel zurückzuführen. Vor allem muß die Injektion sicher intravenös geschehen. Das ist für den Injizierenden eine reine Übungssache, und es wird wohl für den Ungeübten immer die Gefahr bestehen, durch irgendeine Unachtsamkeit aus der Vene zu kommen und, wie der Jargonausdruck lautet, „paravenös" zu injizieren. Es wird daher zunächst immer vorsichtig sein, die nicht montierte Nadel einzustechen und zu schauen, ob Blut abläuft. Für den Anfänger empfiehlt es sich, dann noch nach dem Aufsetzen der Spritze durch einen Zug am Stempel Blut in die Spritze einströmen zu lassen, da die Möglichkeit besteht, beim Ansetzen der Spritze die Nadel zu verschieben. Auch während der Injektion ist das Injektionsgebiet fortgesetzt im Auge zu behalten und auf das Auftreten einer Quadel zu achten. Die Injektion ist dann sofort zu stoppen und erst wieder fortzusetzen, wenn man sich überzeugt hat, daß die Nadel wieder frei in der Vene liegt. Während der Geübte jeden Widerstand, der sich bei der Injektion ergibt, sofort fühlt und gewöhnlich auch die freie Beweglichkeit in der Vene unschwer wahrnimmt, tut der Anfänger gut, übervorsichtig zu sein. Denn eine unrichtig applizierte Salvarsaninjektion kann den Patienten, wenn es sich um den rechten Arm handelt, abgesehen von den furchtbaren Schmerzen, auf Wochen hinaus arbeitsunfähig machen. Auch der Geübte aber hängt bei der Injektion von Zufällen ab, die das Gelingen gefährden können. Zwei Umstände fallen dabei am meisten ins Gewicht: die Spritze und die Assistenz. Wenn die Spritze nicht gleichmäßig leicht oder schwer geht, so ist das Abschätzen des vorhandenen Widerstandes auch für den geübten Injektor so schwer, daß ein Mißglücken der Injektion möglich wird. Sehr unangenehm sind auch schwer bewegliche Spritzenstempel, weil sie ebenfalls das Gefühl für Widerstandsänderungen im Injektionsgebiet beeinträchtigen. Es empfiehlt sich daher, auch die Injektionsnadel nicht zu dünn zu wählen, da dabei ebenfalls der Widerstand unnötigerweise erhöht wird.

Bezüglich der Assistenz muß ebenfalls eine gewisse Übung vorausgesetzt werden. Es ist darauf zu achten, daß die Staubinde gleichmäßig angezogen und auch gleichmäßig gelockert wird, da sonst die Vene leicht verrutschen und die schon richtig liegende Nadel aus der

Vene herausgezogen oder durchgestoßen werden kann. Da eine ungleichmäßige Lockerung der Binde bei Gummischläuchen oder -binden etwas leichter zustande kommt als bei anderem Material, so wäre der Gebrauch von Leinenbinden, am besten einfach ein entsprechend gefaltetes oder gerolltes Handtuch, eher zu empfehlen. Bei diesen Binden kann durch einfaches Drehen der freien Enden der Schlinge die Stauung ebenso langsam und gleichmäßig begonnen wie beendet werden. Liegt der Arm des Patienten auf einer festen Unterlage, so ist dabei ein Verziehen der Venen, ein nachträgliches Verrücken der Nadel ausgeschlossen, vorausgesetzt, daß der Patient nicht selbst durch eine brüske Bewegung die Vorsicht des Injektors zunichte macht. Ist einmal trotz aller Vorkehrungen ein Infiltrat entstanden — bei entsprechender Aufmerksamkeit wird ja das kleinste Infiltrat sofort bemerkt und die Injektion unterbrochen — so empfiehlt es sich, zunächst einen Versuch zu machen, die ins Gewebe gelangte Salvarsanlösung mit der Spritze herauszusaugen. Der Versuch wird gewöhnlich nicht sehr viel Erfolg haben, da die Lösung sofort in die Gewebsspalten gepreßt wird und aus diesen wohl nur zum kleinsten Teil abgesaugt werden kann; dagegen sieht man ein Ausbleiben größerer Beschwerden, wenn alsbald physiologische Kochsalzlösung, selbstverständlich steril, in reichlicher Menge in das betroffene Gebiet injiziert wird. Ist es zu einer Entzündung um das Infiltrat gekommen, so machen in leichteren Fällen Dunstumschläge gewöhnlich gute Wirkung. Bei schwereren Fällen soll mit Anwendung schmerzstillender Mittel nicht gespart werden und — wenn das vertragen wird — eine Biersche Stauung angewendet werden.

Ist die Injektion geglückt, so kann es ebenfalls noch zu momentanen Zwischenfällen kommen. Es kommt vor, daß plötzlich im Anschluß an die Injektion die Patienten über Schwindel und Hitzgefühl klagen und eventuell zusammenstürzen. Dies letztere ist allerdings nicht gerade häufig. Die Patienten verfärben sich zunächst ins Hochrote, die Pupillen erweitern sich, der Atem geht keuchend und stoßweise, und gewöhnlich klagen die Patienten über intensive Schmerzen im Kreuz, die ihnen die Bewegungsmöglichkeit auch in liegender Stellung nehmen. Die Verfärbung kann sich bis ins Dunkelzyanotische ändern, bisweilen erlischt auch für kurze Zeit das Bewußtsein. Gewöhnlich geht dieser sogenannte „angioneurotische“ Symptomenkomplex rasch, das heißt nach wenigen Minuten, vorüber, ohne irgendeinen Schaden zu hinterlassen. Bisweilen genügt ein Trunk kalten Wassers, um die Entwicklung des drohenden Bildes zu hemmen. Manchmal aber erfordert das Zustandsbild bei sinkendem Blutdruck, flatterndem Puls und ungenügender Atmung die Injektion von Strophantin intravenös, eventuell Adrenalin subkutan. Ich habe in einem Fall von bedrohlichem Aussetzen des Pulses und der Respiration durch eine bange Viertelstunde künstliche Atmung und Herzmassage ausführen müssen, bis der Anfall glücklich vorüber war. Bei schwereren Anfällen wird man, da der Zustand sich bei jeder Injektion zu wiederholen pflegt, natürlich auf die weitere Durchführung der Salvarsanbehandlung verzichten müssen. Bei abortiven angioneurotischen Erscheinungen wird man durch etwa 10 Minuten vor der Injektion applizierte Injektionen von 0,50 Solutio Adrenalini subkutan oder von 1,0 Pituitrin dem Anfall häufig vorbeugen können. Sehr häufig unterdrückt eine 10%ige Calcium-chloratum-Lösung, die in einer Quantität von 8 bis 10 cm^3 zur Lösung des Salvarsans verwendet wird, die sonst auftretenden Erscheinungen. Es war früher auch üblich, in solchen Fällen die Salvarsan-Einzeldosis herabzusetzen und die Injektionsintervalle zu vergrößern. Hat das erstere gewöhnlich keinen Erfolg, so sieht man bei dem letzteren Wege zumeist eine Verschlechterung des Zustandes. Scheint es sich doch beim Auftreten des angioneurotischen Symptomenkomplexes um anaphylaktische Erscheinungen zu handeln, deren Zustandekommen durch die Verlängerung der Injektionsintervalle noch Vorschub geleistet wird. Ich habe daher, seit ich die Kuren durch Häufung kleiner Einzeldosen durchführe, niemals dieses Zustandsbild auftreten sehen. Gegen diese Auffassung des angioneurotischen Symptomenkomplexes wurde eingewendet, daß bisweilen die Erscheinungen schon bei der ersten Salvarsaninjektion auftreten. Wenn das wirklich der Fall ist — ich habe es selbst niemals gesehen —, so wäre die erwähnte Auffassung natürlich falsch. Jedenfalls aber scheint das Aneinanderrücken der Injektionen das beste Präventivmittel dagegen zu sein. Eine nicht so unmittelbar nach der Injektion auftretende Unannehmlichkeit ist das öfter vorkommende Fieber. Die Syphilidologen, die Fieber nach der Salvarsaninjektion bei Frühfällen nicht selten sehen, bringen es mit der Resorption durch die Injektion zerstörter Spirochaeten in Zusammenhang. Diese Erklärung wird höchst unsicher, wenn es sich um neuroluetische Zustände handelt. Wir müßten dann bei Lues cerebri und bei Paralyse, da es sich dabei um stärker aktive Prozesse handelt, viel eher Fieber nach Salvarsan auftreten sehen als bei Tabes. Die praktische Erfahrung lehrt aber, daß gerade das Entgegengesetzte den Tatsachen entspricht, und wir werden wohl nicht fehlgehen, das auftretende Fieber auf das Mittel selbst zurückzuführen etwa im Sinne parenteraler Eiweißinjektionen, wobei im vorliegenden Falle allerdings eine gewisse Überempfindlichkeit des Patienten vorausgesetzt werden muß. Für die Annahme parenteraler Eiweißwirkung spricht auch der Umstand, daß Fiebererscheinungen bei höheren Einzeldosen gewöhnlich intensiver auftreten. Bei gehäuften kleinen Dosen beobachtet man sie kaum jemals, jedenfalls aber nicht in einem Ausmaß, das die Fortführung der Therapie gefährden würde. Man hat zumeist den Eindruck, daß ziemlich rasch Gewöhnung eintritt und so die bei den ersten Injektionen etwa auftretenden leichten Temperatursteigerungen später ausbleiben. Die weitaus unangenehmste Erscheinung im Verlauf einer Salvarsanbehandlung ist das Auftreten eines toxischen Exanthems. Es erfordert das sofortige Aussetzen der Therapie. Das toxische Exanthem bei antiluetischen Behandlungen ist etwas nicht nur dem Salvarsan Eignendes. Auch bei Quecksilberbehandlungen konnten — wohl zu unterscheiden von den gelegentlichen Folliculitiden oder Dermatitiden der Inunktionskur — gelegentlich der Injektionen toxische Erytheme gesehen werden. Ebensolche lernten wir jetzt auch bei der Wismuttherapie kennen. Die Salvarsanexantheme sind aber weitaus bösartiger und vor allem viel häufiger als die der anderen erwähnten antiluetischen Heilmittel. Wird rechtzeitig ausgesetzt, so entsteht gewöhnlich auch ohne besondere Therapie kein weiterer Schaden. Wird aber — und bei indolenten Patienten kann ein Übersehen des Exanthems im Beginn leicht vorkommen — die Therapie fortgesetzt, so kommt es rasch zur Ausbreitung des Exanthems und zur Dermatitis, die eine der schwersten und bedrohlichsten Komplikationen der Behandlung vorstellt. Sehr häufig gelingt es durch Einleitung einer Karlsbader Kur und durch intravenöse Injektion von Natriumthiosulfat auch in schweren Fällen der Entwicklung der Dermatitis zuvorzukommen. Es soll dabei mit Natriumthiosulfat nicht sparsam umgegangen werden. Ich injiziere ohne jede Vorbereitung 1 bis 2 g pro die et dosi und habe davon nie eine andere Nebenwirkung als profuse Diarrhoen, die ja in diesem Falle erwünscht sind, gesehen. Sehr häufig gelingt es auf diesem Wege, der Komplikation Herr zu werden, wobei ein Bepinseln der befallenen Stellen, eventuell des ganzen Körpers mit Alkoholglycerin sehr gute, mindestens unterstützende Dienste leistet. Das zu gleichen Teilen aus Alkohol und Glycerin bestehende Gemisch kann auch mehrmals täglich aufgetragen werden und ist anscheinend ein häufig gut wirkendes Mittel gegen den quälenden Juckreiz und eine gute antiphlogistische Maßnahme. Die weitaus meisten Fälle bessern sich rasch und heilen restlos aus. Diejenigen Fälle, die unter den erwähnten Maßnahmen keine Besserung zeigen, und diejenigen, die mit unstillbarem Juckreiz einhergehen, werden am besten sofort ins Wasserbett gebracht, das von diesen armen Kranken als Erlösung von dem qualvollen Zustand empfunden wird. Ich sehe jetzt Salvarsandermatitiden überhaupt recht selten und habe seit 10 Jahren keinen Kranken an einer solchen verloren. Immerhin sind diese Fälle so furchtbar, daß die allgemeine Angst davor sehr begreiflich erscheint. Uns Neurologen bleibt dabei nicht einmal der wahrscheinlich auch dort nicht so ganz begründete Trost der Syphilidologen, daß eine durchgemachte Dermatitis bei einer Salvarsanbehandlung die betreffenden Fälle für ewige Zeiten inaktiviert. Ich kenne in meinem gewiß relativ spärlichen Dermatitismaterial zwei Fälle, eine Tabes und eine — übrigens seither verstorbene — Paralyse, bei denen die betreffenden Krankheitsprozesse nicht zum Stillstand gekommen sind, sondern sehr bald Symptome deutlichster Progredienz zeigten.

Es wäre selbstverständlich von größter Bedeutung, gegen diese für Patienten und Arzt fast gleich unangenehme Komplikation ein Vorbeugungsmittel zu besitzen. Leider scheint es damit aber nicht zum besten bestellt. Ich führe bei meinem gesamten Material, sowohl wegen der Wismut-Quecksilber-Therapie als auch wegen der Salvarsanbehandlung eine allwöchentliche Kontrolle des Harnes durch. Es kommt ja, wie wir wissen, gelegentlich zu Störungen von seiten der Nieren, aber auch zu Störungen von seiten der Leber. Es ist angeblich der Ausscheidung von Urobilinogen im Harn besondere Wichtigkeit zuzuschreiben. Ich habe nicht bemerkt, daß die Sache sich wirklich so verhält. Richtig ist, daß bei jeder eintretenden Leberkomplikation und bei jeder Dermatitis — es scheint ein Zusammenhang zwischen Störung der Integrität der Leberfunktion und Dermatitis wohl sicher zu bestehen — Urobilinogen im Harn in großen Mengen nachweisbar wird, aber es gibt ungezählte Fälle, die bei tadellosem, dauerndem Wohlbefinden, das auch durch die weitere Fortführung der Behandlung in keiner Weise gestört wird, stark positive Urobilinogenreaktion zeigen.

Daß die Urobilinogenreaktion doch nicht vernachlässigt werden soll, da sie mit Sicherheit die Salvarsanschädigung anzeigt, scheint mir aus einem Fall hervorzugehen, den ich vor kurzer Zeit zu beobachten Gelegenheit hatte. Der Patient zeigte noch in der ersten Hälfte seiner Behandlung ein toxisches Exanthem. Da die Urobilinogenreaktion negativ war, so schloß ich, daß das Exanthem nicht vom Salvarsan, sondern von dem gleichzeitig gegebenen Wismut herrührte, setzte dieses aus und spritzte Salvarsan weiter. Das Exanthem blaßte in wenigen Tagen ab und verschwand trotz fortgesetzter Salvarsanbehandlung spurlos.

Zu den schwersten Störungen gehört auch der während und bisweilen ziemlich spät nach der Salvarsanbehandlung auftretende Ikterus. Daß es sich dabei um eine schwere Leberfunktionsschädigung handelt, darüber besteht wohl kein Zweifel. Dagegen steht nicht mit Sicherheit fest, ob die Leberschädigung eine salvarsantoxische oder eine luetische ist. Trotzdem das Material für die Beobachtung solcher Fälle leider kein geringes ist, und sich ausgezeichnete Kliniker mit der Frage ausgiebigst beschäftigt haben, scheint mir die Angelegenheit nicht ganz geklärt. Ich habe den Eindruck, daß die Wahrheit auch da in der Mitte liegt.

Für die während der Salvarsanbehandlung auftretenden Ikterusfälle kommt wohl kaum etwas anderes als das Salvarsan als auslösendes Moment in Betracht, wenn wir von den gewiß nicht häufigen Fällen absehen, wo ein interkurrent erscheinender Icterus catarrhalis das Bild trübt. Jedenfalls scheint mir für solche Fälle nur eine Möglichkeit, nämlich die sofortige Unterbrechung der Therapie, in Betracht zu kommen. Bei den oft nach Monaten erst einsetzenden Spätikterusfällen würde ja gewiß ein eventuell luogener Ursprung die Salvarsanbehandlung indizieren. Die Internisten, die diese Frage zu entscheiden haben, sehen sich da vor eine sehr unangenehme Entschlußnotwendigkeit gestellt. Für uns Neurologen sind diese Fälle von Wichtigkeit, erstens wegen der Entscheidung über die Möglichkeit einer Spätsalvarsanschädigung und zweitens, weil es in solchen Fällen, die ja auch eine neurologische Erkrankung haben können, die eine neuerliche Salvarsanbehandlung verlangt, doch auch für uns notwendig sein wird, internistische und neurologische Indikation und Kontraindikation gegeneinander abzuwägen.

Zu den größten Seltenheiten gehört derzeit die Salvarsan-Encephalitis, die das Bild einer Encephalitis haemorrhagica bietet. Sie ist nicht zu verwechseln mit den ebenfalls sehr seltenen, mehr oder minder schweren embolischen Prozessen, die sich bisweilen an eine

Salvarsaninjektion anschließen. Ich habe nur einen derartigen Fall gesehen. Es handelte sich um einen Fall von leichter Hemiparese mit positivem Sero-Wassermann. In der Nacht nach einer von einem Kollegen applizierten Injektion von 0,45 Neo-Salvarsan trat eine schwere Parese der bis dahin gesunden Seite ein. Es ließ sich selbstverständlich nicht nachweisen, ob es sich in diesem Falle um eine durch die Injektion veranlaßte Schädigung handelte, oder ob dieselbe Ursache, die die rechtsseitige Hemiparese verursacht hatte, auch die der linksseitigen war. Um eine Encephalitis haemorrhagica, also um eine echte Salvarsanschädigung, hat es sich in diesem Falle gewiß nicht gehandelt. Auf Grund der Beobachtungen, die mir an einem ungewöhnlich großen Frühluesmaterial während dreier Jahre vergönnt waren, glaube ich mit voller Sicherheit sagen zu können, daß die Encephalitis haemorrhagica nicht vor dem vierten Tage nach der Salvarsaninjektion auftritt. Sie beginnt typisch mit einem Anfall von Bewußtlosigkeit und allgemeinen Krämpfen, die sich oft in einem Bilde des Status epilepticus wiederholen und zum Tode führen. Leichtere derartige Fälle heilen trotz des sehr drohenden Anfangsbildes aus: bisweilen mit bleibenden Paresenerscheinungen, bisweilen auch ohne irgendeine nachweisbare Schädigung zu hinterlassen. Gelegentliche Anfälle schwerster Kopfschmerzen und flüchtige Paresenerscheinungen scheinen sich auf vorübergehende zentrale Schwellungsvorgänge zurückführen zu lassen. Das bisweilen dabei auftretende Erbrechen ist als bei einzelnen Patienten ständige Begleiterscheinung der Behandlung leider nicht diagnostisch zu verwerten.

Bezüglich der Vorbeugungsmittel gegen die üblen Salvarsanzufälle haben wir die der akuten Störungen bereits erwähnt. Leider besitzen wir für die Spätfälle kein entsprechendes Prophylakticum und wir stehen dem Auftreten der Encephalitis ebenso wie dem des Ikterus ohne eine Möglichkeit, sie zu verhindern, gegenüber. Allerdings muß ich bemerken, daß ich das Auftreten einer Encephalitis als Salvarsanfolge bei den Fällen von neuroluetischen Späterkrankungen niemals gesehen und den Eindruck habe, daß es sich dabei um Erscheinungen bei Frühluesfällen handelt. Eine organische Erkrankung des Zentralnervensystems scheint der lokalen Salvarsanschädigung bis zu einem gewissen Grade vorzubeugen. Der Ikterus aber ist keine so seltene Erscheinung auch bei unseren Fällen und fordert mindestens für die Frühformen der Leberkomplikation hohe Aufmerksamkeit.

Vierte Vorlesung

Fiebertherapie: Tuberkulin, Typhusimpfstoff, Staphylokokken, Vaccineurin

Wir haben nunmehr das Rüstzeug unserer antiluetischen Therapie kennengelernt und müssen uns fragen, was wir mit diesem Rüstzeug erreichen können und welches die wirksamste Art seiner Anwendung ist.

Es hat eine Zeit gegeben — und sie ist so kurz hinter uns, daß wir Älteren uns ihrer noch sehr gut erinnern, als sie noch Gegenwart war —

da man zwar bereits überzeugt war, daß Tabes und Paralyse Lues seien, aber ebenso überzeugt war, daß man mit antiluetischen Mitteln nicht dagegen aufkommen könne. Wir haben damals nach syphilidologischem Muster behandelt, Quecksilber und Jod ebenso wie bei frischer Syphilis auf unsere Spätfälle wirken lassen.

Wenn man sich die Sache rein anatomisch und rein mechanisch zurechtlegt, so wird man unschwer finden, daß Hg und J bei unseren Fällen unter ungleich ungünstigeren Bedingungen zum Angriff auf die Lues vorgeschickt wurden als bei Fällen allgemeiner Lues. Die geschützte Lage des Nervensystems hinter festen Knochenwällen, die gewiß geeignet ist, Krankheitskeime bis zu einem gewissen Grade abzuhalten, ist leider auch sehr geeignet, es für Heilmittel in demselben Maße unzugänglicher zu machen, wie ein Abwandern der Krankheitskeime zu erschweren. Eine spontane Entgiftung von Noxen ist also ebenso schwer gemacht wie eine therapeutische Durchdringung. Dazu kommt bei Tabes und Paralyse noch der Umstand, daß die krankhaften Veränderungen sich nicht im Gefäßgebiete, sondern im nervösen Parenchym selbst abspielen. Es war also zu begreifen, daß die therapeutischen Leistungen der sonst so unschätzbaren Luesheilmittel bei unseren Fällen nicht so hervorragende sein konnten. Gleichwohl glaube ich, daß die wachsende Benignität der Tabesfälle, die z. B. im Beginne dieses Jahrhunderts sehr augenfällig wurde, doch einen Heilerfolg des Quecksilbers mindestens in dem Sinne darstellt, daß der Verlauf ein langsamerer wurde. Es ist mir noch sehr gut in Erinnerung, daß fast alle Fälle von Tabes, die ich gelegentlich meiner ersten klinischen Arbeitszeit sah, Fälle von ataktischer Tabes waren. Wenn wir heute die Tabesfälle ansehen, so ist nur der kleinste Teil derselben im ataktischen Stadium. Das ist nicht nur darauf zurückzuführen, daß wir heute die Tabes früher diagnostizieren, sondern besonders darauf, daß die Fälle allgemein antiluetisch behandelt wurden.

Im allgemeinen aber ist es richtig, daß die Leistungsfähigkeit der antiluetischen Therapeutica bei unseren Krankheiten sehr viel zu wünschen übrig läßt.

Ehe diese Tatsache noch als solche genügend gewürdigt werden konnte — denn die aetiologische Frage Lues-Paralyse harrte damals noch der entscheidenden Lösung —, hatte Wagner-Jauregg den günstigen Einfluß interkurrenter fieberhafter Erkrankungen auf den Ablauf von Psychosen an einem großen Material beobachtet. Die diesbezügliche Veröffentlichung erfolgte 1887. Seit damals hat Wagner-Jauregg sich unablässig bemüht, Mittel und Wege zu finden, um durch Erzeugung künstlichen Fiebers den Krankheitsverlauf psychischer Störungen von dem zufälligen Dazwischentreten febriler Erscheinungen unabhängig zu gestalten. Es ist selbstverständlich, daß sich die Paralyse, als sicher todbringende Erkrankung, zum Versuche künstlicher Fiebertherapie besonders eignete. Aus zwei Gründen: erstens konnte der Paralyse niemals geschadet werden, zweitens war ein Aufhalten des tragischen Ausganges direkt auf den Einfluß der Therapie zurückzuführen, die Beurteilung des therapeutischen Erfolges also eine jedenfalls einwandfreie und leichter zu erzielende. Die klinische Erfahrung, daß gerade das Erysipel gute therapeutische Erfolge erzielte, konnte für die Therapie nicht wohl verwertet werden, da das Erysipel als schwere und therapeutisch besonders beim Psychosenmaterial naturgemäß schwerer zu beherrschende Erkrankung zur künstlichen Fiebererzeugung nicht gut herangezogen werden konnte.

Wagner-Jauregg wählte daher endlich das Tuberkulin als dasjenige Mittel, das am besten dosierbar und ohne Schwierigkeit applizierbar war. Wir alle wissen, wie nach mancherlei Widerstand endlich der dadurch inaugurierte Gedanke der parenteralen Eiweißtherapie mehr und mehr Gemeingut nicht nur der Neurologen, sondern aller medizinischen Disziplinen wurde, wie aus bescheidenen Anfängen schließlich als Krönung des Lebenswerkes Wagners sich der Gedanke und die Tat der Malariatherapie entwickelte, und wie dieser Gedanke nun in seinem Siegeslauf um die Welt heilbringend und befruchtend wirkt. Es darf uns in der Beurteilung dieser größten therapeutischen Idee nicht stören, wenn allzubreit gestellte Indikationen, unrichtige Durchführung die praktischen Erfolge bisweilen stören. Die Handhabung einer Therapie ist eine Kunst, die nicht jeder verstehen kann, und es ist selbstverständlich, daß die Erfolge einer aktiven Therapie gelegentlich durch ihre Begleitumstände beeinträchtigt werden können. Es ändert das nicht an der Tatsache, daß wir Wagner-Jauregg die befruchtendste therapeutische Idee verdanken, die auf dem Gebiete der Paralysebehandlung jemals gefaßt worden ist.

Wenn wir uns fragen, warum die Fieberbehandlung günstig auf die Paralyse — wir wollen vorläufig nur diese im Auge behalten — wirkt, so müssen wir die Antwort darauf zunächst schuldig bleiben und uns mit der empirisch festgelegten Tatsache begnügen. Wir werden später sehen, daß eine Erklärung vielleicht doch möglich ist. Jedenfalls scheinen die verschiedenen Hypothesen, die auftauchten, sobald die Fiebertherapie überhaupt allgemeinerer Beachtung wert befunden wurde, nicht sehr geeignet, Licht in die stark verworrenen Verhältnisse zu bringen. Die Tatsache der auftretenden Leukocytose im Blute schien den meisten Erklärern besonders wichtig. Lag es doch nahe, sich auf diesem Wege eine besondere Förderung der Phagocytose und damit eine Befreiung des erkrankten Organismus von eingedrungenen Bakterien vorzustellen. Wäre dieser Gedanke richtig, so müßte die Behandlung mit Natrium nucleinicum, bei der eine viel höhere Leukocytose entsteht, bessere Erfolge aufweisen als das Tuberkulin, was erfahrungsgemäß nicht der Fall ist. Nach anderen Erklärern sollte die erzielte Temperatursteigerung durch Umstimmung des Organismus wirken; je höher die Temperatur also, desto besser der Erfolg. Auch hier wäre häufig das nukleinsaure Natron dem Tuberkulin wohl theoretisch, aber nicht praktisch überlegen. Wir wissen aber, daß z. B. ein interkurrenter Typhus, der ja mit einer Leukopenie einhergeht, therapeutisch gut wirkt. Wir wissen anderseits, daß interkurrente Erkrankungen mit länger dauernden subfrebilen Erkrankungen ebenfalls günstige Erfolge liefern. Allerdings haben wir im Sinne Wagners immer zu unterscheiden zwischen dem künstlichen Fieber, durch nichtorganisiertes Eiweiß oder durch Bakterien erzielt, einerseits und der natürlichen fieberhaften Erkrankung anderseits. Letztere bietet immer die größeren therapeutischen Chancen und gerade deshalb ist die künstliche, das heißt willkürliche Erzeugung einer echten interkurrenten, fieberhaften Erkrankung, wie die der Malaria, von vornherein als das Aussichtsreichste anzusehen.

Betrachten wir nun die Mittel, deren wir uns zur Erzeugung künstlichen Fiebers bedienen, so ist das älteste, wie schon erwähnt, das Tuberkulin. Am besten bewährt hat sich uns das Alt-Tuberkulin Koch der Höchster Farbwerke und auch das Alt-Tuberkulin des Wiener serotherapeutischen Institutes. Die Präparate sind nicht gleichwertig, so daß man nicht mit gleicher Dosierung von dem einen auf das andere übergehen kann, aber beide ausgezeichnet verwendbar. Selbstverständlich können auch die Alt-Tuberkuline anderer Provenienz ohne weiteres verwendet werden.

Die Tuberkulininjektionen werden am besten dreimal wöchentlich subkutan und interskapulär gemacht. Dosen, die nicht mehr durch Verdünnung des Tuberkulins gewonnen werden, werden bei der Injektion zweckmäßig durch Aufziehen von sterilem destillierten Wasser oder steriler physiologischer Kochsalzlösung verdünnt, da sie in unverdünntem Zustand gelegentlich reizend auf das umgebende Gewebe wirken und zu dessen eitriger Einschmelzung führen können.

Die Anfangsdosen und ebenso die Steigerung der Dosen sind je nach dem zu behandelnden Fall verschieden.

Bei Paralyse wird man zweckmäßig nach einer Probeinjektion mit 0,001 Alt-Tuberkulin bei ungenügender Reaktion sofort auf ein Zentigramm steigen, bei Tabes und Lues cerebrospinalis scheint es nicht auf sehr exzessive Temperaturerhöhungen anzukommen, weshalb man die Ausgangsdosis von 1 mg zweckmäßig beibehält. Als Enddosis gilt gewöhnlich ein Gramm des Mittels, doch kann bei Paralyse auch auf das Doppelte gestiegen werden.

Während es bei der Paralyse tatsächlich auf die Erzielung möglichst hoher Temperaturen anzukommen scheint, hat man den Eindruck, daß sowohl bei Tabes wie bei zerebrospinaler Lues die Temperaturen nicht sehr hoch sein müssen, sondern daß es eher auf länger dauernde und öftere Einwirkung der wenn auch nur subfebrilen Temperatursteigerungen ankommt, ja daß allzu hohe Temperaturen speziell auf den Tabiker nicht günstig einwirken; wohl hauptsächlich deshalb, weil die bei der Temperatursteigerung gewöhnlich stark einsetzenden, quälenden lanzinierenden Schmerzen, das Losbrechen vielleicht latent gewesener Krisenerscheinungen geeignet sind, den Gesamtzustand des Tabikers und damit rückwirkend auch seine Nervenerkrankung nicht gut zu beeinflussen.

Die im folgenden angegebenen Schemen für die Tuberkulinbehandlung sind selbstverständlich nur als ungefähre Art der Durchführung zu betrachten und werden im einzelnen den Anforderungen des betreffenden

Krankheitsfalles entsprechend zu modifizieren sein. Im allgemeinen wird man aber den Angaben entsprechend die Kur ohne Schaden für den Patienten, also mit der Hoffnung eines ungehinderten Erfolges, durchführen können.

Für die Tabes und Lues cerebrospinalis wird folgender Vorgang gewählt werden können, wobei d die letzte verabreichte Dosis, d_1 die zu verabreichende Dosis und h die Höchsttemperatur zwischen beiden Injektionen darstellt, welche durch dreistündige Messung ermittelt wird:

h über 38 $d_1 = d$

h zwischen 37,5 und 38 $d_1 = d + \frac{d}{4}$

h zwischen 37,2 und 37,5 $d_1 = d + \frac{d}{2}$

h unter 37,2 $d_1 = 2d$

Anfangsdosis 0,001 Alt-Tuberkulin Koch, Enddosis 1,0.

Paralyse: h über 38,5 $d_1 = d$

h zwischen 38 und 38,5 $d_1 = d + \frac{d}{4}$

h zwischen 37,5 und 38 $d_1 = d + \frac{d}{2}$

h unter 37,5 $d_1 = 2d$

h unter 37 $d_1 = 3d$

Anfangsdosis 0,001 bis 0,01, Enddosis 1,0 bis 2,0.

Bei wiederholt behandelten und deshalb, ebenso wie bei von vornherein nicht oder ganz schlecht reagierenden Paralysefällen kann noch folgende Dosierung versucht werden:

h über 39 $d_1 = d$

h zwischen 38,5 und 39 $d_1 = d + \frac{d}{4}$

h zwischen 38 und 38,5 $d_1 = d + \frac{d}{2}$

h zwischen 37,5 und 38 $d_1 = 2d$

h unter 37,5 $d_1 = 3d$

Es gibt nun allerdings, wenn das auch zu den größten Seltenheiten gehört, Paralysefälle, die selbst nach dem letzten, gewiß recht robust gehaltenen Behandlungsplan nicht fiebern. Es empfiehlt sich bei solchen Fällen, einen Versuch zu machen, sie mit einer Milch-, Aolan-, Aktoprotin-, Novoprotin- oder Natrium-nucleinicum-Injektion zum Fiebern zu bringen. Es gelingt dann gewöhnlich rasch, die Temperatursteigerung auch mit Tuberkulin zu erzielen und zu erhalten. Über die Anwendung dieser zu Hilfszwecken herangezogenen Agenzien werden wir noch später zu sprechen haben.

Erwähnen möchte ich, daß das Tuberkulin leider fast verlassen ist. Ich halte es nach wie vor für eines der allerbesten Mittel gegen die Paralyse. Jetzt wird es nur gelegentlich zur Nachbehandlung bei unvollständig gelungenen oder mißlungenen Malariakuren bei Paralyse noch angewendet.

Anders liegt die Frage, ob wir bei Tabes und Lues cerebrospinalis, wo immerhin vielleicht das Aufwecken eines schlummernden tuberkulösen Prozesses befürchtet werden kann — bei Paralyse sind derartige Befürchtungen unseren praktischen Erfahrungen nach grundlos —, heute die Durchführung einer Tuberkulinbehandlung noch nötig ist, da uns ja andere, in ihrer Nebenwirkung weniger gefährliche Mittel zur Erzielung fieberhafter Temperaturen zur Verfügung stehen.

Wir wären damit der Frage der eventuellen Kontraindikation der Tuberkulinbehandlung nahegekommen. Die Frage ist, wie oben angedeutet, heute von geringerer Bedeutung als noch vor wenigen Jahren. Vor etwas mehr als einem Jahrzehnt war ja das Tuberkulin noch unser einziges Fiebermittel. Gleichwohl verdient die Frage auch heute noch vom speziellen und allgemeineren Gesichtspunkt aus eine etwas eingehendere Erörterung.

Das Tuberkulin ist ohne jede Einschränkung bei der Paralyse indiziert. Die Tatsache, daß wir bei Paralyse niemals bei Tuberkulinbehandlung eine spezifische Reaktion von seiten der Lunge registriert haben, hat zu den verschiedensten Schlüssen Veranlassung gegeben. So sollte die Paralyse tuberkulöse Individuen nicht befallen, und sogar pathologisch-anatomisch wurde die Tuberkulosefreiheit der Paralytikerleichen nachgewiesen. Ich glaube nicht, daß derartige Befunde der Kontrolle an einem großen Material tatsächlich standhalten würden. Besonders wäre es bei dem eingeborenen Paralysenmaterial großer Städte doch sehr verwunderlich, wenn der künftige Paralytiker schon in seiner Jugend der fast allgemeinen Infektion entgangen wäre. Ich glaube aber, daß eine derartige, vielleicht allzu gezwungene Erklärung auch gar nicht erforderlich ist. Wer Gelegenheit hat, ein großes Paralysenmaterial zu beobachten, wird unschwer finden, daß die Reaktionsfähigkeit dieser Kranken überhaupt ganz außerordentlich herabgesetzt ist. Welchem Therapeuten wären nicht Fälle vorgekommen, bei welchen alle Anstrengungen, fieberhafte Reaktionen zu erzielen, vergeblich gewesen wären? Wir sehen aber gelegentlich auch, daß interkurrente Erkrankungen den Paralytiker nicht sehr angreifen, sehen, daß Komplikationen der Therapie, die für andere Kranke verhängnisvoll werden können, bei ihnen ohne viele Folgen, ja sogar unter Umständen mit einem günstigen Erfolg für die Paralyse überstanden werden.

Daß ein Paralytiker aber auch tuberkulös sein kann und ihm die Tuberkulinkur nicht viel anhat, geht aus gelegentlichen Beobachtungen hervor, wie sie wohl jeder an großem Krankenmaterial arbeitende Therapeut bisweilen machen kann. Recht instruktiv scheint mir diesbezüglich ein Kranker zu sein, der mit einer manifesten, aber noch nicht vorgeschrittenen Paralyse zur Behandlung kam und sofort in Tuberkulinkur genommen wurde. Der Fall liegt — zur Erklärung des letzteren Umstandes — jetzt zehn Jahre zurück. Die vor der Behandlung vorgenommene interne Untersuchung ergab das Vorhandensein einer leichten, nicht fieberhaften, diffusen Bronchitis. Die ersten drei Behandlungswochen verliefen ohne anderes bemerkenswertes Moment, als daß der Kranke auf Tuberkulin nicht höher als bis auf 37,4 und auch so nur zwei-, dreimal reagierte, während die übrigen Injektionen trotz brüsken Aufsteigens mit der Dosis keine Reaktion erzielten. Der Kranke fühlte sich subjektiv recht wohl, nur fiel bei ihm zu Anfang der vierten Behandlungswoche eine deutliche Kurzatmigkeit auf. Die Untersuchung ergab eine Pulsbeschleunigung und ein einseitiges pleuritisches Exsudat, das auch nach Ansicht der zu Rate gezogenen Internisten wohl mindestens tuberkuloseverdächtig war. Den Internisten ist es wohl bekannt, daß Pleuritiden, auch spezifischer Natur, auf Tuberkulininjektionen nicht mit einer Steigerung des vorhandenen Fiebers reagieren müssen. Jedenfalls aber sehen wir aus diesem Beispiel, daß ein selbst nicht vorgeschrittener Paralytiker die doppelte Beschwer einer schweren internen Erkrankung und der Tuberkulinbehandlung fast fieberlos und — wie die Folge lehrte — ohne Schaden bestehen kann. Wir werden wohl auch nicht annehmen können, daß gerade diese Pleuritis nicht spezifischer Art gewesen sei, wenn auch Tuberkelbazillen nicht nachgewiesen wurden. Der Fall remittierte ziemlich unvollständig, erlag aber erst vier Jahre später seiner Erkrankung, ohne indessen pulmonale Erscheinungen geboten zu haben.

Der erwähnte Fall scheint mir zu beweisen, daß für die Paralyse selbst eine nachweisbare spezifische Erkrankung der Lunge keine Kontraindikation gegen die Tuberkulinbehandlung darstellen müßte und daß ein Paralytiker eben, um es mit einem Wort zu sagen, alles aushält.

Nicht so viel Toleranz aber dürfen wir von dem Tabiker und der Lues cerebrospinalis voraussetzen. Bei diesen Erkrankungen empfiehlt es sich, stets mit allergrößter Vorsicht und unter Voranschicken kleinster Versuchsdosen nach genauester Feststellung des internen Befundes in die Tuberkulinbehandlung einzutreten und, nach unseren heutigen Begriffen, nur dann, wenn sie nicht zu vermeiden ist. Das heißt: wenn es möglich ist, durch eine andere, weniger riskante Fiebertherapie zum Ziele zu kommen, wird man das Tuberkulin zweckmäßig unterlassen. Gelingt es aber durch andere fiebererzeugende Methoden nicht, im jeweils vorliegenden Falle das indizierte Fieber hervorzurufen, so wird man eben unter allen zu Gebote stehenden Kautelen zum Tuberkulin greifen. Die Fälle sind nicht eben zahlreich. Dagegen halte ich auch heute noch das Tuberkulin für das Mittel der Wahl bei der Paralyse. Daß wir jetzt sehr häufig nicht zum Mittel der Wahl, sondern aus vitalen Gründen zur Malariatherapie zu greifen haben, werden wir noch ausführlich erörtern müssen.

Das nächste Bakterienpräparat, das wir versuchten, war der Typhusimpfstoff von Besredka. Das Präparat wird in verschiedenen Stärken erzeugt. Das von uns am häufigsten verwendete ist das zu 250 Millionen Keimen im Kubikzentimeter. Es kann natürlich bei entsprechend anderer Verdünnung der Anfangsdosen auch das zu 500 Millionen Keimen verwendet werden. Die Internisten verwenden dabei für ihre Zwecke auch Impfstoffe mit lebenden Bakterien. Da wir ja nicht die Immunisierung gegen Typhus, sondern nur die fiebererregende Wirkung im Auge haben, werden wir den gewöhnlichen Besredkaschen Impfstoff ohne lebende Bakterien vorziehen. Die Fiebererzeugung gelingt ziemlich leicht, und ich halte es für überflüssig, mit großen Dosen zu beginnen. Die größte Anfangsdosis, die verwendet wird, ist, meines Wissens, die von 25 Millionen Keimen, das ist also 0,1 cm^3 des gebräuchlichen Impfstoffes zu 250 Millionen Keimen. Ich halte diese hohe Anfangsdosis für überflüssig, da es gelingt, bei viel niedrigerer Dosierung schon Fieber zu erzeugen, und es bei niedrigerer Dosis auch leichter möglich ist, die Zeit der Fiebererregung zu verlängern. Ich beginne bei Erwachsenen regelmäßig mit zwei Teilstrichen einer Pravaz-Spritze, in der sich eine Verdünnung von 0,1 Typhusimpfstoff zu 250 Millionen Keimen und 0,9 sterilen Wassers oder physiologischer Kochsalzlösung befindet, also mit 5 Millionen Keimen. Ich verabreiche diese Fieberinjektionen zweimal wöchentlich intravenös. Die Höchstdosis beträgt gewöhnlich 1 cm^3 unverdünnten Impfstoffes, also 250 Millionen Keime pro dosi. Die Steigerung der Dosis hängt von den erzielten Reaktionen ab, natürlich auch von der zu behandelnden Erkrankung.

Bei Paralyse werden wir durch brüske Steigerung hohes Fieber zu erzielen suchen, während wir bei Tabes die mildeste Temperaturerhöhung zu erreichen versuchen werden. Bei der zerebrospinalen Lues hängt der Weg, den wir gehen, ziemlich stark von dem Symptomenbild ab, dem wir gegenüberstehen. Bei luetischen Augenmuskellähmungen, luetischen Ohrenerkrankungen scheint eine brüske Steigerung am Platze, während die mehr spinale Lues mit paraparetischen Erscheinungen von milden Temperaturen günstiger beeinflußt zu werden pflegt. Ausgenommen sind bei Paraparesen von dieser Vorschrift die durch Tumor (Gumma) veranlaßten, ebenso wie die breiten luetischen Verklebungen der Meningen des Rückenmarkes, deren Diagnose wir bekanntlich aus dem Queckenstedtschen Symptom bei positivem Liquor-Wassermannn stellen können. Bei diesen Fällen ist energischestes Vorgehen dringend erforderlich. Leider führt ja auch dieses bei den erwähnten Erkrankungen häufig nicht zum Ziele, und wir müssen nach vergeblichen Behandlungsversuchen den Patienten schließlich doch dem Messer des Chirurgen überliefern. Davon später ausführlicher. Die Dosierung und Steigerung, wie ich sie gemeinhin verwende, ist folgende:

Bei Paralyse: Im Falle einer erzielten Höchsttemperatur über 38,5 wird die gleiche Dosis wie früher verabreicht, bei Höchsttemperaturen zwischen 38 und 38,5 die 1½fache, unter 38 die doppelte Dosis.

Bei Lues mit Erscheinungen von seiten des Vorder-, Zwischen-, Mittel- oder Nachhirns: Bei Höchsttemperaturen über 38 dieselbe Dosis wie früher, bei Temperaturen zwischen 37,5 und 38 die 1½fache, unter 37,5 die doppelte Dosis.

In gleicher Weise werden raumbeschränkende Prozesse des Rückenmarks, wenn sie luogenen Ursprunges sind, behandelt.

Bei Tabes und Myelitis luetica: Bei Höchsttemperaturen über 37,5 dieselbe Dosis wie früher, zwischen 37 und 37,5 die 1 ½fache, unter 37 die doppelte Dosis.

Wir behandeln also die Paralyse auch bei starker Fieberreaktion noch energisch weiter, während wir für die Tabes eigentlich nur subfebrile Temperaturen zu erzielen wünschen. Es hat das Vorgehen bei Tabes seinen Grund nicht nur in dem Umstand, daß gerade die bei dieser vorsichtigen Dosierung mögliche, lange hingezogene Fieberkur am besten wirkt, sondern auch darin, daß der Tabiker oft schon bei ganz minimalen Temperatursteigerungen auf diese mit dem Losbrechen sämtlicher Krisenerscheinungen und Algesien antwortet und dadurch das Gesamtbefinden schwer gestört und die Durchführung der Kur gefährdet werden kann. Bei der zerebrospinalen Lues mit vorwiegend spinalen, nicht durch einen raumbeschränkenden Prozeß im Duralrohr bedingten Erscheinungen verfahren wir wie bei der Tabes. Für die übrigen Fälle zerebrospinaler Lues gehen wir den oben beschriebenen Mittelweg.

Eine Kontraindikation gegen die Anwendung von Typhusimpfstoff bei der Bestimmung einer Fiebertherapie gibt es nicht. Wir werden allerdings Typhusimpfstoff bei Paralyse nur dann anwenden, wenn die stärkeren Fiebererreger, wie Tuberkulin oder vor allem Malaria, nicht gegeben werden können, sei es wegen schwerer innerer Komplikationen oder weil infolge wiederholter Anwendung derselben im Einzelfalle von ihnen keine besondere Wirkung mehr zu erwarten ist. Dagegen halte ich diese fein dosierbare Fieberbehandlung für die geradezu ideale bei der Tabes und bei der spinalen Lues. Wir haben dabei keinerlei unliebsame Nebenwirkung zu befürchten, wie sie etwa die Lungenkomplikationen bei der Tuberkulinbehandlung darstellen.

Überhaupt habe ich eine Komplikation bei der Typhusbehandlung bei fast zehnjähriger Anwendung noch nicht gesehen. Nicht zu bezweifeln als Injektionsfolge sind die — allerdings selten — bei den ersten Injektionen eintretenden Diarrhoen, die sich aber sehr bald verlieren und niemals irgendeinen ernsten Charakter annehmen.

Mit der Typhusimpfstoffdosis kann in geeigneten Fällen, vor allem bei der Paralyse, unschwer auch bis 500 Millionen Keime hinaufgegangen werden. Es wurden auch Versuche gemacht, die Impfstoffdosis, allerdings bei subkutaner oder intramuskulärer Darreichung, bis auf 3,4 und 5 cm^3 zu erhöhen. Ich habe davon niemals einen Vorteil gesehen und halte diese in der angegebenen Dosis bereits unangenehmen, manchmal tagelang schmerzhaften Injektionen für gänzlich überflüssig.

Eine sehr sanfte Fieberkur, die wohl nur für die Tabes in Betracht käme, ist die mit polyvalenter Staphylokokkenvaccine. Wir verfügen in Wien über die im Serotherapeutischen Institut hergestellte Vaccine in Stärken von 10 bis 2500 Millionen. Die in den vorhandenen Serien vorgesehene Dosierung erfolgt in 8 Injektionen. Man erzielt dabei nur selten wirklich Fieber, höchstens bei den stärksten Dosen, sieht aber manchmal doch einen Rückgang verschiedener unliebsamer Symptome. Man kann also gerade bei herabgekommenen Kranken, die man keiner richtigen Temperatursteigerung aussetzen will, einen Versuch damit machen. Es handelt sich dabei um eine sicher harmlose, in der intravenösen Darreichung natürlich durchaus nicht schmerzhafte Maßnahme, die doch eine Verstärkung der sonstigen spezifischen Therapie ergeben kann. Die Injektionen werden gewöhnlich 3mal wöchentlich intravenös gegeben. Ich halte es für besser, sie nur 2mal wöchentlich zu verabreichen, erstens weil so ein größerer Teil der spezifischen Kur von der Staphylokokkeneinwirkung begleitet ist, und zweitens weil auch die Möglichkeit einer fieberhaften Reaktion bei größeren Injektionsintervallen naturgemäß eher gegeben erscheint.

Eine ganz ausgezeichnete Form des Staphylokokkenvaccins stellt das Vaccineurin dar. Auch dieses ist eine polyvalente Staphylokokkenvaccine mit Prodigiosus. Das Vaccineurin wurde zuerst nur intramuskulär oder subkutan verwendet und erst später hat sein Erfinder Döllken vorgeschlagen, die erste Injektion intravenös zu machen. Dieser Vorschlag, der allerdings nicht für eine wirkliche Fieberbehandlung, sondern lediglich zur Beeinflussung der Neuritiden gemacht war, ist sicher ein sehr glücklicher. Zur Erzielung fieberhafter Temperaturen reicht aber auch diese Anwendungsweise nur in ganz wenigen Fällen aus. Ich wende daher Vaccineurin in allen seinen Einzelinjektionen — es sind deren achtzehn — intravenös an. Die Herstellung der intravenös verwendeten Dosis aus den vorhandenen ist sehr einfach. Die erste Serie des Vaccineurin enthält vier verschiedene Stärken der oben bezeichneten als Stärke I angenommenen Vaccine. Es sind dies eine Ampulle zu $^1/_{50}$, eine zu $^1/_{25}$ und je zwei zu $^1/_{20}$ und $^1/_{15}$. Die zweite Serie enthält 6 Ampullen zu je $^1/_{10}$, die dritte Serie 6 Ampullen zu je $^1/_{5}$.

Ich wende diese Stärken intravenös folgendermaßen an, indem ich mit einer 1 cm³-Pravaz-Spritze dosiere:

Serie I

1. Injektion: $^1/_{250}$ = 0,2 von $^1/_{50}$
2. Injektion: $^1/_{200}$ = 0,1 von $^1/_{20}$
3. Injektion: $^1/_{150}$ = 0,1 von $^1/_{15}$
4. Injektion: $^1/_{100}$ = 0,2 von $^1/_{20}$
5. Injektion: $^1/_{50}$ = 0,3 von $^1/_{15}$
6. Injektion: $^1/_{25}$ = $^1/_{25}$

Serie II

7. Injektion: $^1/_{20}$ = 0,5 von $^1/_{10}$
8. Injektion: $^1/_{15}$ = 0,65 von $^1/_{10}$
9. bis 12. Injektion: $^1/_{10}$ = $^1/_{10}$

Serie III

13. bis 18. Injektion: $^1/_{5}$ = $^1/_{5}$

Man kann die Vaccineurinbehandlung unschwer auch über $^1/_{5}$ hinaus fortsetzen und auf $^2/_{5}$, selbst $^3/_{5}$ steigern. Die Injektionen sind gewöhnlich von bisweilen sehr rasch einsetzenden Schüttelfrösten, die bis zu einer halben Stunde anhalten können, begleitet. Dic Temperatur steigt manchmal bis auf 40°. Es ist klar, daß es sich hier eher um ein Paralyse- als um ein Tabesmittel handelt. Eine Komplikation habe ich, trotzdem ich Vaccineurin seit etwa vier Jahren in der geschilderten Form intravenös gebe, bis jetzt nie gesehen. Es ist selbstverständlich, daß man sehr herabgekommene Patienten oder solche, bei denen schwerere Störungen von seiten des Herzens oder des Gefäßsystems vorliegen, nicht in dieser brüsken Weise zum Fiebern bringen wird. Gleichwohl möchte ich das ausgezeichnete Mittel, dessen Anwendungsoptimum gewiß nicht auf dem Gebiet der luogenen Nervenkrankheiten zu suchen ist — wir werden an anderer Stelle uns noch mit ihm zu befassen haben —, auch hier nicht entbehren.

An Stelle des etwas kostspieligen, aber, meiner Meinung nach, nicht zu ersetzenden Vaccineurin hat man versucht, die allerdings viel wohlfeilere Streptokokkenvaccine zu verwenden. Ich habe davon nie einen wirklich verwertbaren Erfolg gesehen und glaube nicht, daß ein solcher an irgendeiner anderen Stelle gesehen wurde.

Fünfte Vorlesung

Fiebertherapie: Malaria, Recurrens. Natrium nucleinicum, Phlogetan usw.

Das weitaus wirksamste Mittel zur Erzielung hoher Temperaturen stellen die Malariaplasmodien dar. Die Entwicklung der Malariatherapie bildet den ruhmreichen Schlußstein im Ausbau der Fiebertherapie, soweit sie mit organisierten Fiebererregern überhaupt möglich ist. Die Einverleibung des Fiebererregers geschieht durch Übertragung von einem Malariakranken auf den Impfling. Die Prozedur ist die denkbar einfachste: es werden 2 bis 5 cm^3 Blut der Kubitalvene des Malariakranken entnommen und interskapulär unter die Rückenhaut des Impflings eingespritzt. Es besteht außerdem die Gepflogenheit, den Oberarm des zu Impfenden an der Außenseite mehrfach zu ritzen und auf die Stellen ebenfalls etwas Malariablut aufzustreichen und antrocknen zu lassen. Es ist dabei ursprünglich besonders darauf geachtet worden, die Impfung im Fieberanfall des Spenders vorzunehmen, zu welcher Zeit ja bekanntlich die Plasmodien im Blut stets nachzuweisen sind. Die Erfahrung hat aber gelehrt, daß auch im fieberfreien Intervall die Übertragungen gut gelingen, eine Erkenntnis, die geeignet war, die Impfung durch die dadurch geschaffene zeitliche Unabhängigkeit wesentlich zu erleichtern. Es wurde auch versucht, die Blutmenge dem Impfling intravenös einzuverleiben. Ich glaube nicht, daß dieses Verfahren geeignet ist, besonders günstige Bedingungen zu schaffen. Es ist zu bedenken, daß die Plasmodien dabei gewiß viel ausgiebiger den Freßzellen des Empfängers ausgeliefert werden als bei der subkutanen Überimpfung, und daß die im Blute kreisenden Plasmodien sich ja genau so wie die subkutan injizierten erst ihren Ruhe- und Reifepunkt suchen müssen. Dabei ist der Gedanke an mögliche haemolytische Vorgänge kein sehr beruhigender. Ich möchte allerdings gleich betonen, daß Haemolyseerscheinungen bei intravenöser Malariaimpfung meines Wissens bis jetzt noch nie beobachtet worden sind.

Die nächsten Tage nach der Impfung vergehen gewöhnlich ohne irgendwelche besonderen Erscheinungen. Bisweilen setzt drei oder vier Tage nach der Impfung eine kurzdauernde Temperatursteigerung, gewöhnlich von mäßiger Höhe, ein, die wieder von einem fieberfreien

Intervall gefolgt ist. In der größeren Mehrzahl der Fälle verläuft aber die erste Woche nach der Impfung fieberfrei. Acht bis zehn Tage, manchmal auch erst vierzehn und mehr Tage, nach der Impfung kommt es zu einem mehr oder minder ausgeprägten Schüttelfrost, der von einer im Beginn der Reaktion manchmal noch nicht exorbitanten Temperatursteigerung gefolgt ist. Sollte sich das Einsetzen des Fiebers über vierzehn Tage hinausziehen, so ist es zweckmäßig, ein anderes Fiebermittel, wie Typhusimpfstoff, Milch, Phlogetan, Nucleinsäure, Novoprotin u. dgl., zu injizieren. Die Erfahrung lehrt, daß der Ausbruch der Impfmalaria der künstlich erzeugten interkurrenten Temperatursteigerung bald folgt. Bisweilen aber erreicht bereits der erste Temperaturanstieg 40^{0} und darüber. Auch in den nicht so gewaltig einsetzenden Malariafällen steigern sich sowohl die Fieberfröste wie die Temperaturen. Der Ablauf ist ganz verschieden. Es gibt Fälle, in denen die mächtigen Hyperpyrexien nur ein bis zwei Stunden anhalten und von einem raschen Temperaturabfall unter die Norm gefolgt sind. Gewöhnlich hält die Temperatur von 40 und darüber höchstens ein bis zwei Stunden an, fällt noch für ein oder zwei Stunden auf hohe 39 und stürzt dann jäh zur Norm oder auch darunter ab. Selten sind Fälle, in denen es bereits bei der ersten Kur nur zu niedrigen Temperaturen, wie 39,5 oder 39,6, kommt, die sich in dieser Höhe durch mehrere Stunden halten und dann abfallen.

Wir überimpfen durchwegs Malaria tertiana und die Intervalle betragen daher gewöhnlich etwa 48 Stunden. Sehr häufig aber verwischen sich die Intervalle im Laufe der Kur, und man sieht nicht so selten aus dem Tertianatypus eine Quoditiana werden. Auch ganz unregelmäßig einsetzende Temperatursteigerungen kommen vor.

Wir sind gewöhnlich darauf eingestellt, etwa acht bis zehn Fieberanfälle abzuwarten und dann die Behandlung zu unterbrechen. Es ist aber selbstverständlich, daß es bezüglich des Abbrechens der Malaria keine anderen Vorschriften geben kann als die, die der Organismus des Patienten macht. Es wäre bei der Erwägung, ob wir noch eine Temperatursteigerung abwarten oder sofort unterbrechen sollen, sehr wertvoll, wenn wir objektive Anhaltspunkte gewinnen könnten. Leider haben wir sie bis jetzt nicht. Ich glaube, daß ein einigermaßen sicheres Kriterium der Puls des Kranken beim Abfall des Fiebers ist. Kommt es beim Temperatursturz zu einer deutlichen Dikrotie des Pulses, so ist die Malariakur, nach meinem Dafürhalten, unter allen Umständen abzubrechen. Das Symptom ist aber keineswegs in allen Fällen ausgesprochen und es ist auch ohne das, bei Anzeichen nicht mehr völlig tadelloser Herzaktion, die Kur abzuschließen. Es kommt auch nicht ausschließlich auf dic Herzaktion, sondern auch auf die Funktion des übrigen Organismus an, und wenn dieser zu stark in Mitleidenschaft gezogen wird, so ist die Malariatherapie selbstverständlich auch nicht um jeden Preis fortzusetzen.

Der A b b r u c h d e r T h e r a p i e geschieht mit Chinin, von dem man entweder durch drei Tage 3mal 0,50 intern und dann noch durch acht Tage 1mal 0,50 intern gibt oder durch intravenöse Injektion von 0,50 Chinin, die durch drei bis vier Tage wiederholt werden kann. Zugleich wird mit der Salvarsanbehandlung eingesetzt. Während Chinin den Vorteil des souveränen Antimalariamittels mit dem eines Herztonikums vereinigt, übt das Salvarsan gleichzeitig die Funktion des Malariatherapeutikums und des Antiluetikums aus.

Der Abbruch der Malariakur ist gewöhnlich leicht zu bewerkstelligen, nur ganz selten kommt es, gewöhnlich wenn die Chinindosen nicht energisch und nicht rechtzeitig genug gegeben wurden, noch zu einer Temperatursteigerung. Dieser Umstand muß daher berücksichtigt und die Chinindarreichung sofort nach dem als letzten gewählten Fieberanfall begonnen werden.

Kontraindiziert ist die Malariatherapie bei allen schweren organischen Erkrankungen des Herzens, bei sehr herabgekommenen Individuen und bei Individuen, die an einer schweren Erkrankung der übrigen inneren Organe leiden. Auch Paralysen mit gehäuften apoplektiformen und epileptiformen Anfällen sind keine geeigneten und vor allem keine aussichtsreichen Behandlungsobjekte.

Ich glaube, daß die Malariabehandlung, die nach unseren Erfahrungen die weitaus beste Paralysebehandlung darstellt, auch auf die Behandlung dieser Erkrankung beschränkt bleiben soll. Nicht als ob die Malariabehandlung der Tabes oder der Lues cerebrospinalis nicht auch gelegentlich gute Erfolge lieferte. Aber wir dürfen nicht außer acht lassen, daß die Malariabehandlung eine schwersteingreifende und konsumierende ist, und daß der Hirnluetiker, vor allem aber der Tabiker, den Unbilden der Therapie nicht jenen Widerstand zu leisten imstande ist, wie der torpide Organismus des Paralytikers. Dabei muß ein Umstand hervorgehoben werden: Im Gegensatz zum Behandlungserfolg der Paralyse leistet die Malariatherapie der übrigen luogenen Nervenkrankheiten nichts, was nicht auf weniger unbequemem und weniger gefahrvollem Weg auch zu erreichen wäre. Ich kann daher nicht annehmen, daß es der Beurteilung der Malariatherapie gerade zum Vorteil gereichen könnte, wenn man ihr Anwendungsgebiet möglichst vergrößert. Das unermeßliche Verdienst Wagner-Jaureggs um die Schaffung und den Ausbau der Malariatherapie als der Therapie der Paralyse wird, meinem Erachten nach, durch die Erkenntnis, daß wir es hier nicht mit einem Allheilmittel zu tun haben, durchaus nicht verkleinert, der wohlbegründete Ruf der Malariabehandlung durch wiederholte Versuche der Anwendung auf für sie nicht geeignetem Gebiet aber überflüssigerweise gefährdet.

Wir dürfen auch nicht vergessen, daß die Malariatherapie eine Fieberbehandlung darstellt, die wir in ihrer Auswirkung, solange Fieber besteht, nicht voll in der Hand haben. Im Gegensatz zu allen vorher angeführten Fiebermitteln haben wir es hier mit einem Therapeutikum zu tun, das wir nicht gut dosieren können. Wir können den Fieberanfall entstehen oder nicht entstehen lassen, das liegt in unserer Macht, die Höhe des Fiebers zu beeinflussen, wenn wir es zum Anfall kommen lassen, sind wir aber nicht imstande. Allerdings wurden Versuche gemacht, durch Darreichung kleinster Chinindosen die Fieberhöhe abzustufen, und die Versuche sollen auch bereits ganz gut gelingen. Jedenfalls ist aber die Möglichkeit keine ganz allgemein gegebene; so z. B. ist es mir bis jetzt noch kaum gelungen, einen Fieberanfall nach seiner Höhe sicher abzuschwächen, ohne die Malaria zugleich zum Erlöschen zu bringen.

Die Übertragung des Malariablutes vom Spender auf den Empfänger geschieht am besten ganz frisch. Es sind aber bereits erfolgreiche Versuche zur Konservierung des Malariablutes, das steril aufgefangen, defibriniert und im Eisschrank aufbewahrt wird, gelungen. Ohne jeden Zusatz bleibt das Blut so durch etwa 48 Stunden wirksam. Setzt man zu steril aufgefangenem, defibriniertem Malariablut in der Menge von etwa 20 cm³ eine Dosis von 1½ bis 2 cm³ 50%ige sterile Traubenzuckerlösung, verschließt das das Blut enthaltende Reagenzglas luftdicht und gibt es in einen Thermophor von 39° C, so ist in aufrechter Stellung des Gläschens der Transport auf kurze Strecken leicht möglich. Gut zur Versendung scheint sich Blut, das durch Zusatz von Natrium citricum am Gerinnen verhindert wird (zu 5 cm³ Blut die gleiche Menge von ½%iger Natrium-citricum-Lösung), zu bewähren. Es sind damit die Konservierungsmöglichkeiten noch sicher nicht erschöpft, und es ist wohl mit Sicherheit zu erwarten, daß die therapeutische Verwertbarkeit des Malariablutes und die Versendungsmöglichkeit schließlich so gut ausgebaut werden, daß das Mittel noch durch viel längere Zeit wirksam erhalten werden kann. Gleichwohl halte ich es zuerst für notwendig, auch die Therapeuten in den Gebrauch dieses nicht ungefährlichen und nach den striktesten Indikationen verlangenden Remediums bis in alle feinsten Details praktisch einzuweihen.

Ähnliche Wirkungen, wenn auch anscheinend bei der Paralyse in weniger hohem Ausmaße, hat die Recurrenstherapie. Die Übertragung der Recurrensspirillen kann ebenfalls von Patient zu Patient erfolgen, oder man kann die Spirillen in Mäusen unschwer weiterzüchten und von ihnen aus übertragen. Bei der Übertragung von Patient zu Patient wird in derselben Weise vorgegangen wie bei der Malariaüberimpfung. Bei der Übertragung von der Recurrensmaus auf den Patienten wird am besten das Tier narkotisiert, die Brusthöhle eröffnet und das Blut mit einer Spritze, die mit einer feinen Nadel armiert ist, aus dem Herzen des Tieres entnommen. Es kann auch die Aorta mit einer feinen Schere durchschnitten und das nunmehr in den Brustraum sich ergießende Blut aufgesaugt werden. Die Quantitäten Blut, die man hier wie dort erhält, sind sehr geringe, aber sie genügen zur Infektion vollkommen. Diese wird wieder durch subkutane Injektion des gewonnenen Blutes in die Interskapularregion vorgenommen. Ich habe dabei noch nie einen Versager gesehen. Das Fieber bricht nach 5 bis 8 Tagen aus und kehrt fast immer in regelmäßigen Zwischenräumen von 4 bis 6 Tagen wieder. Es hält fast immer 12 bis 24 Stunden an, erreicht ziemlich rasch seine größte Höhe, die um 40° herum sein kann, und sinkt dann langsam bis zur Norm ab. Ich würde diesen letzteren Umstand — ceteris paribus — für einen Vorteil gegenüber dem raschen Absturz des Malariaanfalles halten, da ich gerade in diesem die größte Gefahr für die Herzfunktion erblicke. Hält man sich aber vor Augen, daß nach unseren Erfahrungen die Malariatherapie die weitaus wirksamere ist, beschränkt man sie wirklich auf entsprechend organisch ausgewählte Paralysefälle, die man exakt während der Kur kontrolliert, so wird man sich doch ohne weiteres zunächst für die Malariabehandlung entscheiden und die Recurrensbehandlung zu zweiten oder dritten Wiederholungen der Fieberkuren verwenden. Da die Recurrenstherapie angeblich nicht durch Chinin oder Salvarsan abzubrechen ist, also als Regel der Satz gilt, das Fieber spontan erlöschen zu lassen, was nach fünf bis zwölf Temperaturanstiegen gewöhnlich geschieht, so schien sie mir geeignet, der Forderung gleichzeitiger Salvarsan- und Fieberwirkung zu entsprechen. Meine diesbezüglichen Versuche mißglückten aber bisher und ich glaube, daß auch die Recurrensspirillen der Einwirkung einer mit 48stündigen Intervallen durchgeführten Salvarsantherapie nicht standhalten. Ich habe derartige Versuche allerdings erst zweimal gemacht. Einmal begann ich nach der dritten Fiebersteigerung Salvarsan zu geben, es kam nur mehr zu einer vierten und letzten Temperaturerhöhung und das zweite Mal spritzte ich nach dem zweiten Fieberanfall und es kam nicht einmal mehr der dritte Temperaturanstieg. Es wäre natürlich lächerlich, aus diesen zwei Fällen allgemein gültige Sätze ableiten zu wollen, aber ich will gestehen, daß mir die Unbesiegbarkeit der Recurrensspirillen von vornherein auch nicht sehr wahrscheinlich erscheint. Wissen wir doch, daß das Rückfallfieber sonst mit sicherem Erfolg mit Salvarsan behandelt wird, und es wäre wohl sehr auffallend, wenn unsere Impf-Recurrensfälle sich ganz allgemein stärker erweisen sollten, als die sozusagen naturaliter entstandenen.

Meine Recurrenserfahrungen sind zu gering, als daß ich über die Wirksamkeit ausführlich sprechen könnte. Jedenfalls ist die Recurrensimpfung ein Mittel, das nach wiederholter Malariakur, wenn durch diese größere Erfolge nicht mehr zu erwarten sind, nicht unversucht bleiben sollte. Über seine sonstigen Indikationen kann ich mich mangels eigener größerer Erfahrungen nur dahin äußern, daß sie von sehr bedeutenden Neurologen und Psychiatern der Münchner und Hamburger Schulen sehr breit gestellt und die Erfolge außerordentlich hoch gewertet werden.

Neben den organisierten Fiebererregern hat man seit langer Zeit auch die Fiebererzeugung mit nichtorganisiertem Eiweiß mit gutem Erfolg versucht. Fast gleichzeitig mit der Wagner-Jaureggschen Tuberkulintherapie haben Donath und Fischer die Fiebererzeugung mit nucleinsaurem Natron veröffentlicht. Es wird eine 10%ige Lösung von Natrium nucleinicum in Dosen von 1 bis 5 cm^3 subkutan verwendet. Die Temperaturen sind sehr exzessiv ansteigende und erreichen Höhen bis zu 40°. Die Injektionen sind recht schmerzhaft und leisten nach meinen ziemlich großen Erfahrungen viel weniger als die Tuberkulinbehandlung. Ich habe daher diese Therapie seit mehr als einem Jahrzehnt als solche verlassen und verwende das Natrium nucleinicum lediglich zur Einleitung des Fiebers in solchen Fällen, in denen die Fieberwirkung von Tuberkulin oder bei der Malariatherapie zu lange auf sich warten läßt. Es ist eine alte Erfahrung, daß in solchen

Fällen durch Erzeugung von Fieber auf anderem Wege (auch durch Typhusimpfstoff, durch Milch- oder Phlogetaninjektionen) der Eintritt der Fieberbewegung wesentlich begünstigt wird. Natürlich hat auch das Natrium nucleinicum den mit allen anderen nichtorganisierten Fiebererregern gemeinsamen Vorteil der guten Dosierbarkeit, der sichereren und lange wieder und wieder zu erzielenden Wirkung und der durch die guten Beherrschungsmöglichkeit gegebenen Ungefährlichkeit.

Nächst dem Natrium nucleinicum haben die Milchinjektionen, allerdings erst viel später, besondere Bedeutung gewonnen. 2,5 cm^3 und mehr wurden und werden davon intramuskulär injiziert. Die Temperatursteigerungen sind auch hier ganz exorbitante. Beachtenswert ist bei Milch, aber auch bei anderen unorganisierten Eiweißpräparaten die Möglichkeit einer anaphylaktischen Einstellung. Sie wird am besten durch möglichst kurzfristige Intervalle verhütet und es kann dann beliebig lange fortgesetzt werden. Allerdings nimmt dann die Wirksamkeit bei gleichbleibender Dosis ziemlich rasch ab, so daß zu ganz gewaltigen Dosen (10 und 20 cm^3) gestiegen werden muß.

Sehr gut wirksam als fiebererzeugende Mittel sind die intravenös anwendbaren Präparate Novoprotin und Aktoprotin, die bisweilen schon in der Dosis von 0,1 ganz verwendbare Temperaturen herbeiführen. Es empfiehlt sich jedenfalls, ganz vorsichtig zu beginnen, da öfters Überempfindlichkeit vorkommt. Unter diesen Kautelen kann dann langsam, den Reaktionen entsprechend, bis zu 1,0 gestiegen werden.

Etwas ausführlicher müssen wir uns mit dem Phlogetan befassen, das Fischer vor etwa vier Jahren in die Therapie eingeführt hat. Nach der ursprünglichen Vorschrift gibt man bis zu 5 und 8 cm^3 pro dosi bis zu Gesamtdosen von 80 und 100 cm^3. Ich habe nie gefunden, daß diese hohen Dosen eine Notwendigkeit sind, und injiziere jetzt stets gleichbleibend 2 cm^3 interskapulär. Die Hilfswirkung ist bisweilen auch ohne besondere Temperatursteigerung eine recht gute bei Tabes und bei der Lues cerebrospinalis. Dagegen konnte ich mich auch bei Phlogetan, so wenig wie bei den übrigen nichtorganisierten Eiweißpräparaten, niemals von irgendeiner Beeinflussung der Paralyse überzeugen. Fischer hat im letzten Jahre ein Phlogetan forte angegeben, dessen Wirkung ich aber nicht aus eigener Anschauung kenne. Es soll die Wirkung des ursprünglichen Phlogetan um ein Vielfaches übertreffen. Auf die Details der Wirkung werden wir noch bei den einzelnen Erkrankungen einzugehen haben.

Sechste Vorlesung

Symptomatische Therapie: Paralyse

Wenn wir nun ins Detail gehen und die therapeutisch zu beeinflussenden Erscheinungen der spätluetischen Nervenerkrankungen besprechen wollen, so bietet sich uns eine reiche, überreiche Fülle von Symptomen, die unsere Therapie vor eine manchmal fast unlösbare Aufgabe stellen. Im allgemeinen gilt für alle unsere Erkrankungen der Leitsatz, daß es unsere erste Aufgabe ist, die Lues zu inaktivieren und damit das Gefahrenmoment für unsere Kranken auszuschalten. Wie wir dabei vorzugehen haben, haben wir in unseren allgemeinen Ausführungen oben auseinandergesetzt.

Außer der Lues als Krankheit haben wir aber auch deren einzelne Erscheinungsformen nicht aus dem Auge zu verlieren und sind gezwungen, sehr häufig auch während der antiluetischen Therapie noch eine symptomatische Therapie durchzuführen. Wir dürfen ja nicht vergessen, daß es bei unseren Fällen zumeist nicht die Lues ist, die den Kranken zum Arzte führt, sondern ein oder das andere Symptom, dessen Beseitigung nottut.

Paralyse

Sehr häufig sind Kopfschmerz und Schlaflosigkeit die ersten Symptome der drohenden Erkrankung, dazu kommt bisweilen, aber leider durchaus nicht immer, die auch dem Patienten, nicht so aber seiner Umgebung, auffallende Unfähigkeit zu längerer, geordneter Arbeit. Dabei müssen noch keine gröberen Fehler unterlaufen und wir sehen sehr häufig, daß gerade die Berufstätigkeit kein Kriterium für die sonstige geistige Leistungsfähigkeit des Paralytikers sein muß. Sie werden, wenn Sie erst über größere Erfahrung verfügen, sehen können, daß selbst komplizierte geistige Leistungen im Beruf von Kranken vollbracht werden können, die zu ganz einfachen Dingen außerhalb ihres Berufes nicht mehr fähig sind. So wurde z. B. einmal ein Kranker von seiner Frau deshalb auf die Klinik gebracht, weil er von einem Einkaufsgang nicht mehr nach Hause fand. Er war Betriebsbeamter eines großen Eisenbahnknotenpunktes und hatte seinen sicher hochkomplizierten Dienst noch am Vortage einwandfrei versehen. Ähnliche Beispiele könnte ich Ihnen noch zu Dutzenden anführen. Trotzdem ist die erste notwendige Maßnahme, die zu treffen ist, die sofortige Ausschaltung des Paralytikers aus seinem Beruf. Läßt sich diese, was zumeist gelingt, ohne Schwierigkeiten durchführen, so kann von einer Internierung dieser gewöhnlich noch vollständig sozialen Kranken vorläufig Abstand genommen werden. Hat die Ausschaltung Schwierigkeiten, so bleibt selbst bei sonst noch völlig geordneten Kranken wohl nichts anderes übrig als die Aufnahme in ein Sanatorium oder auf die Klinik. In jedem Falle, auch bei dem zugänglichsten Kranken und bei der vernünftigsten Umgebung, möchte ich davor warnen, die Patienten während der Dauer der Malariabehandlung zu Hause zu lassen. Diese Kranken müssen den Arzt stets in erreichbarer Nähe haben und gehören deshalb auf die Dauer der Fieberanfälle in eine Anstalt. Die Salvarsan- und Hg- oder Bi-Nachbehandlung kann dann ohne weiteres auch ambulatorisch, bzw. auch zu Hause durchgeführt werden. Dem Beruf hat der Kranke aber auf jeden Fall fernzubleiben, bis wir mit Sicherheit eine Einwirkung der Kur zu erkennen vermögen.

Was die Kopfschmerzen des Paralytikers anbelangt, so sind sie oft im Vorstadium der Erkrankung das quälendste Symptom. Man wird nur selten mit den gewöhnlichen Antineuralgicis, selbst bei höchster Dosierung derselben, sein Auslangen finden. Es sind ja auch nicht immer die gleichen Ursachen, die die Kopfschmerzen bedingen. Wenn es die häufig vorhandene Liquorvermehrung, also ein Hydrocephalus internus ist, die den Kopfschmerz auslöst, so findet sich bisweilen Brechneigung, was aber keineswegs oft der Fall ist. Jedenfalls wäre eine Lumbalpunktion zu versuchen, die in solchen Fällen manchmal die Kopfschmerzen mit einem Male beseitigt. Günstig wirkt bisweilen auch das Trinken von physiologischer Kochsalzlösung, das die Liquorsekretion herabsetzt. Man kann mehrere Tage bis zu 1 l pro die trinken lassen. Allzulange soll aber diese Therapie nicht fortgesetzt werden, wissen wir doch, daß NaCl das Auftreten epileptiformer Anfälle begünstigt, und daß diese bei größerer Zahl lebensbedrohlich für den Kranken werden können. In einzelnen Fällen scheint es sich um chronisch-meningeale Vorgänge als Ursache der Kopfschmerzen zu handeln, vielleicht auch um eine chronische leichte Hirnschwellung. In solchen Fällen sieht man bisweilen von Jod in Kombination mit Anodynis gute Erfolge. Ich verwende jetzt folgende Kombinationen, die natürlich auch modifiziert werden können.

Natrii iodati	Natrii iodati	Natrii iodati
5,0 bis 10,0	5,0 bis 10,0	5,0 bis 10,0
Natrii diaethylbarbitur.	Natrii diaethylbarbitur.	Natrii diaethylbarbitur.
3,0	3,0 bis 5,0	3,0 bis 5,0
Antipyrin	Antipyrin	Antipyrin
10,0 bis 15,0:300,0	Theobromin natriosalicyl.	Natrii salicyl.
	āā 15,0:300,0	āā 5,0 bis 10,0
		Theobromin natriosalicyl.
		15,0:300,0

Zweimal täglich 1 Eßlöffel in Milch oder Wasser.

Eventuell kann der Lösung noch Coffeinum natriobenzoicum in einer Dosis von 1 bis 2 g zugesetzt werden.

Häufig zeitigt eine Ableitung auf den Darm günstige Erfolge, und es ist jedenfalls ganz empfehlenswert, der Behandlung mit den angeführten Lösungen eine Verabreichung von Calomel (0,3 mit Pulvis et Extractum Liquiritiae auf 10 Pillen, stündlich 1 Pille) vorangehen zu lassen. Die tägliche Verabreichung von einem Glas irgend eines Bitterwassers unterstützt ebenfalls die Wirkung der Anodyna. Die Kost soll jedenfalls reizlos sein. Alkohol hat vollständig zu entfallen. Der Nikotingenuß soll zweckmäßig auf die Zeit nach den Mahlzeiten eingeschränkt sein. Bei sehr reizbaren derartigen Kranken wird man aber, wenn möglich, auf eine Beschränkung des Rauchens verzichten und die Medinaldosis in der Lösung eventuell auf das 1½fache erhöhen.

In weniger schweren Fällen wird man mit einer Kombination von Antineuralgicis bisweilen ganz gut auskommen. Z. B. Pyramidon, Aspirin, Phenacetin, Medinal, Coffein āā 2,0 auf 20 Pulver (ad chartam ceratam oder ad capsulas amylaceas), wovon man 2 bis 4 Stück in

24 Stunden nehmen lassen kann. Selbstverständlich kann auch Algocratin, Kratalgin, Neocratin, Antipyrinum coffeino-citricum u. dgl. gegeben werden. Es ist nur darauf zu achten, die Dosis nicht allzuklein zu wählen. Natürlich ist die Wirkung aber im Einzelfall erst auszuproben.

Bei den oben angeführten Lösungen macht man nicht selten die Erfahrung, daß das Jod durch Erzeugung eines dauernden Metallgeschmackes ernährungsstörend wirkt. Bisweilen genügt der Zusatz von einer gleichen Menge von Natrium bicarbonicum, um diesem Übel zu steuern. Auch kleine Dosen (5,0 bis 10,0 auf die Gesamtlösung) von Spiritus Menthae piperitae sind bisweilen ausreichend. Gelingt es dadurch nicht, die unangenehme Nebenwirkung auszuschalten, so bleibt — allerdings selten — nichts anderes übrig, als die Joddosis zunächst zu reduzieren (bis 2,0—1,0—0,50—0,10), und wenn das nicht genügt, auf das Jod zu verzichten. Allerdings wird damit die Wirkung der Lösung, wie man sich immer wieder und wieder überzeugen kann, ganz wesentlich herabgesetzt. Es ist in allen diesen Fällen der Versuch zu machen, an Stelle des Jodnatrium Jodrubidium zu geben; gewöhnlich ist aber der dadurch erzielte Vorteil kein großer. Der Ersatz von Jod durch Kalium oder Natrium rhodanatum hat gewöhnlich ebenfalls keinen Erfolg. Sehr häufig verdirbt es sogar durch seinen unangenehmen Geschmack, obwohl der dauernde Metallgeschmack fehlt, den Appetit noch gründlicher als das Jod.

Der Ersatz des Jod durch Bismutum subnitricum (die Lösung wird, da das Bismutum nicht löslich ist, dadurch zur Schüttelmixtur!) wirkt meist ganz gut. Allerdings bleibt die Wirkung dieser Schüttelmixtur doch wesentlich hinter der der Jodlösung zurück. Im großen und ganzen möchte ich immer empfehlen, bei der Jodlösung, selbst mit minimalen Joddosen, auszuharren. Es tritt zumeist doch bald eine Gewöhnung an das Jod ein und man ist sogar sehr häufig in der Lage, ziemlich bald wieder mit der Joddosis anzusteigen. Erscheinungen eines echten Jodismus kommen bei der Paralyse nur in ganz vereinzelten Ausnahmefällen vor. Die Möglichkeit desselben ist aber, wie die Erfahrung lehrt, doch nicht völlig von der Hand zu weisen. Die Regel ist jedoch, daß die Jodtoleranz unserer Kranken sogar eine recht große ist.

Die Schlaflosigkeit des beginnenden Paralytikers stellt uns bisweilen ebenfalls vor eine harte Aufgabe. Man tut von vornherein gut, die Dosen nicht zu niedrig zu nehmen, da man häufig sieht, daß es, wenn erst einmal ein ausgiebiger Schlaf erzielt wurde, gelingt, das Gewonnene auch mit kleinen Dosen zu erhalten. Anderseits macht man oft die Erfahrung, daß, wenn erst kleinere Dosen eines Schlafmittels wirkungslos gegeben wurden, auch größere und große Dosen keine vollständige Wirkung mehr erzielen.

Es ist daher zu empfehlen, Veronal nicht unter 0,5, Medinal nicht unter 0,6 bis 0,75 und Luminal nicht unter 0,3 als erste Dosis zu geben. Bei zugleich stark erregten Kranken kann die Dosis ohne weiteres bei allen diesen Mitteln um 0,1 bis 0,2 gesteigert werden. Als lästiges und bei neurasthenisch-depressiven Zustandsbildern nicht gleichgültiges Symptom sieht man beim Gebrauch aller dieser Mittel mitunter nach dem Erwachen am Morgen ein Eingenommensein des Kopfes auftreten, das noch viele Stunden lang anhält. Es ist häufig zu vermeiden, wenn man die Schlafdosis mit 0,30 Pyramidon kombiniert oder wenn man morgens zunächst 2 bis 3 Kaffeelöffel eines starken schwarzen Kaffees geben läßt. Bisweilen wirkt auch eine morgendliche, einmalige Dosis von 0,01 bis 0,02 Extractum Opii sehr günstig. Da es, wie erwähnt, nicht selten genügt, mit einer einmaligen Höchstdosis Schlaf herbeigeführt zu haben, so hat man natürlicherweise bei den späteren, kleineren Dosen die erwähnten Erscheinungen nur in sehr vermindertem Maße oder gar nicht zu beobachten Gelegenheit. Jedenfalls empfiehlt es sich, mit der Darreichung von Schlafmitteln nicht zu früh auszusetzen.

Außer den erwähnten Mitteln kommen noch zahlreiche andere in Betracht. Ganz ausgezeichnet, wenn auch nicht auf die Dauer, wirkt Paraldehyd, das zugleich den Vorteil der ganz geringen Giftigkeit hat. Es ist in Dosen von 5,0 bis 10,0 zu gleichen Teilen mit Syrupus Corticis Aurantiorum und Syrupus simplex ein beim ersten Male gewöhnlich außerordentlich rasch und verläßlich wirksames Schlafmittel, das in allen Fällen gegeben werden kann und das bereits — allerdings versehentlich — in Dosen bis zu 40,0 ohne Schaden gegeben wurde. Unangenehm ist nur, daß es seine Wirkung ziemlich rasch einbüßt und daß es daher nicht kontinuierlich gegeben werden kann. Unangenehm ist ferner der dem Patienten anhaftende Geruch nach faulem Rettich, der ihn gewöhnlich durch etwa 24 Stunden nicht verläßt und der gerade für deprimierte Patienten, die sich dadurch sozial unmöglich gemacht fühlen, nicht günstig ist. Da der Patient selbst aber den von ihm ausgehenden Geruch nicht zu spüren pflegt, kann dieses Symptom, wenn man die Umgebung des Kranken entsprechend instruiert, zwar nicht vermieden, aber unschädlich gemacht werden.

In den schwereren Fällen wird mit Erfolg Amylenhydrat bis zu 4,0 angewendet. Es ist ein sehr sicher wirkendes, aber einen unangenehmen Nachschlaf erzeugendes Mittel. Gewöhnlich kommt man mit Dosen von 2,0 bis 3,0 aus.

Sicher wirkt Chloralhydrat in Dosen von 2,0 bis 4,0 in Mucilago Gummi Acaciae mit gleichen Teilen Wassers intern oder in Klysmen. Die Höchstdosis ist 6,0 pro die et dosi als Klysma. Da das Chloralhydrat eine Herznebenwirkung haben kann, so wird man gut tun, schon während des Tages vorher eine Herzstütze in Form von 3mal 0,50 Theobrominum natrio-salicylicum, eventuell bei nicht zu hohem Blutdruck 3mal 10 Tropfen Digalen oder 3mal 0,1 Digipurat zu verabreichen. Bei kräftigeren Patienten, auf deren Cor wir uns eher verlassen können, 3mal 8 bis 10 Tropfen Tinctura Strophanti. Hat man nicht mehr die Möglichkeit, während eines ganzen Tages vorzusorgen, so kann man eine entsprechende Dosis Digalen oder Tinctura Strophanti dem Klysma zusetzen (15 Tropfen Digalen oder Tinctura Strophanti). Da man aber kaum jemals Chloralhydrat als erstes Mittel versuchen wird, so ist es fast immer möglich, entsprechend vorzubauen.

Ich halte es für ganz überflüssig, bei der Schlaflosigkeit der Paralytiker auch Versuche mit einfachen Beruhigungsmitteln, wie Adalin, Veramon usw., zu machen. Man wird selbst bei großen Dosen nie zum Ziele kommen. Sieht man dabei doch, daß das allen den genannten Mitteln in der Wirkung sicher überlegene Brom selbst in großen Dosen versagt. Dagegen ist es, wenn erst Schlaf erzielt wurde und ein vorsichtiger Abbau des Schlafmittels möglich ist, von Vorteil, die herabgesetzte Schlafmitteldosis mit Brom (Na oder K) in der Dosis von 2 bis 3 g zu kombinieren.

Bei den vorgeschritteneren Fällen kommt als wichtiges Symptom die Erregung in Betracht. Ihre Bekämpfung geht Hand in Hand mit der Bekämpfung der Schlaflosigkeit, die wir eben besprachen. Nur sind die Mittel nicht wie bei dieser in plena, sondern in refracta dosi anzuwenden. Die Tagesdosis braucht dabei keineswegs unter der Schlafdosis zurückzubleiben, es ist ja nur von Vorteil, wenn der Beruhigungserfolg für die Nacht der des Schlafes ist. Sehr häufig wird man sogar die Beruhigungsdosis am Abend verstärken müssen. In Fällen großer Erregung, motorischer Unruhe, ängstlicher Wahnvorstellungen, Suicidgefahr oder Aggressivität ist selbstverständlich niemals mit dem Verbleiben des Patienten im Hause zu rechnen. Kein Arzt kann und darf die Verantwortung für solche Fälle übernehmen. Im Falle stärkster Erregung hat Morphium in einer Kombination mit Scopolamin angewendet zu werden. Die im Modiscop vorhandene Kombination reicht für unsere Zwecke nicht aus. Sie kann ganz gut als Beruhigungsmittel für mittlere Fälle, mit einem manchmal guten Augenblickseffekt, aber niemals für schwere Fälle verwendet werden. Es ist zweckmäßig, Scopolamin nicht unter 0,5 mg und Morphium nicht unter 3 cg zu kombinieren. Mit einer eventuellen Wiederholung dieser Dosis nach einer halben bis einer Stunde, stets subkutan verabreicht, wird man wohl immer einen mehrstündigen tiefen Schlafzustand erzielen, innerhalb welches Patient und Umgebung eine Atempause gewinnen und auch der Transport in eine geschlossene Anstalt erfolgen kann. Sehr gut kombiniert für unsere Zwecke sind die Pantopon-Scopolamin-Injektionen zu 0,04 Pantopon und 0,0005 Scopolaminum hydrobromicum pro dosi.

Eine besondere therapeutische Aufgabe erscheint in dem Auftreten epileptiformer und apoplektiformer Anfälle gegeben. Sehr häufig endet eine länger dauernde Kopfschmerzperiode in einem derartigen Anfall. Der Anfall selbst, der ja auch unmittelbar tödlich sein kann, verlangt ein verschiedenartiges therapeutisches Vorgehen, je nachdem es sich um einen epileptiformen oder apoplektiformen handelt. Der letztere verlangt nur vollkommene Ruhe, Hochlagerung des Kopfes, Sorge für Stuhl, bei hoher Pulsspannung (was durchaus nicht häufig ist) eine Venaepunktion. Eisbeutel auf den Kopf, die man stets anwenden sieht, haben gewiß keinen wesentlichen Wert. Geht der Anfall vorüber, so wird ja gewöhnlich ziemlich rasch der Status quo ante erreicht. Der Wiederholung beugt am sichersten eine gelungene Behandlung vor. Dennoch sieht man gar nicht selten, daß während der antiluetischen

Kur noch ziemlich lange mehr oder minder schwere, selbst tödlich verlaufende apoplektiforme Anfälle auftreten. Die Wirkung der Behandlung ist also keineswegs rasch zu erwarten, und es empfiehlt sich bei solchen Kranken durch möglichste Ruhe, Abführmittel, eventuell Beruhigungsmittel (vor allem Brom) der Wiederkehr der gefährlichen Insulte vorzubeugen. Die Lumbalpunktion derartiger Fälle halte ich für kein ganz gleichgültiges Mittel.

Ich habe zwar noch nie einen Todesfall dabei gesehen, aber ich habe bereits wiederholt nach Lumbalpunktion ein Wiederauftreten apoplektiformer Anfälle bei Paralytikern beobachtet. Der endliche Erfolg hängt immer von dem größeren oder geringeren Erfolg der antiluetischen Kur ab.

Ähnliches gilt vom epileptiformen Anfall. Auch hier ist die erste Bedingung vollste Ruhe. Ein Vorbeugen gegenüber dem epileptiformen Anfall gelingt sehr häufig durch dauernde Darreichung von kleinen Luminaldosen (0,10 pro die et dosi, am besten abends) oder von Brom (2 g pro die) bei entsprechender Regelung des Stuhles. Bei gehäuften epileptiformen Insulten sieht man von einer ausgiebigen Lumbal- oder Suboccipitalpunktion häufig sehr guten Erfolg, und es ist kaum zu bezweifeln, daß beim Status epilepticus paralyticus die Lumbalpunktion schon lebensrettend gewirkt hat. Nicht selten sieht man auch bei den epileptiformen, weniger bei apoplektiformen Anfällen am Beginn einer antiluetischen Kur, besonders bei den gewiß erforderlichen Kombinationen mit einer Fieberbehandlung, eine Steigerung der Anfallszahl. Es ist dies eine Erscheinung, der praktisch kaum irgendwelche Bedeutung zuzukommen pflegt und die gewöhnlich bald wieder schwindet. Bei den apoplektiformen Anfällen ist man der Sache gegenüber ziemlich machtlos, bei epileptiformen genügt gewöhnlich eine vorübergehende Steigerung der Dosis des verwendeten Antiepilepticums, um die Ruhe wieder herzustellen.

Die übrigen, den Paralytiker quälenden Symptome gehören der eventuellen Kombination der Erkrankung mit der Tabes an und sollen mit dieser besprochen werden.

Siebente Vorlesung

Symptomatische Therapie: Tabes

Tabes

Die Zahl der den Tabiker quälenden Erscheinungen ist eine sehr große. Es gibt wenige Erkrankungen, die eine solche Fülle von Symptomen liefern, die ein therapeutisches Eingreifen erfordern, wie diese quälende syphilitische Erkrankung des Nervensystems. Gibt es doch kaum ein Organ, einen Organkomplex, der nicht im Verlaufe der Tabes mit unangenehmen Zwischenfällen das therapeutische Eingreifen notwendig machen würde.

Das Wesentliche sind die Schmerzerscheinungen und die Fülle von teils motorischen, teils schmerzhaften Störungen des Intestinal- und Urogenitalaltraktes, die den Patienten zur Verzweiflung treiben können.

Wenn wir zuerst die Gruppe der Schmerzparoxysmen ins Auge fassen, so müssen wir uns vergegenwärtigen, daß es kaum ein Organ gibt, das nicht gelegentlich an solchen erkranken kann.

Das häufigste sind die sogenannten lanzinierenden Schmerzen. Schmerzen, die blitzartig die unteren Extremitäten durchzucken, manchmal in einzelnen, manchmal in sich mehr und mehr häufenden Stößen. Gewöhnlich bleibt dann, nach der einen oder anderen Schmerzattacke an irgendeinem Punkte der unteren Extremität eine Stelle zurück, in der der Patient nicht mehr den blitzartig auftretenden und schwindenden Schmerz von früher empfindet, sondern ein dumpfes Kribbeln oder Jucken, ein Kälte- oder Hitzgefühl, das, an sich quälend, gewöhnlich plötzlich wieder zu einer Akme des Schmerzes führt. Sie werden, wenn Sie ein größeres Krankenmaterial zu beobachten Gelegenheit haben, finden, daß diese Schmerzen bei allen Kranken fast gleichzeitig auftreten. Es scheint das ein Beweis dafür, daß es sich dabei um kosmische Einflüsse, wohl vor allem um plötzliche Luftdruckschwankungen handelt. Auf diese können wir natürlich keinen Einfluß ausüben und sind daher darauf angewiesen, diesbezüglich nicht aetiologisch, sondern rein symptomatisch zu behandeln. Auch hier pflegt allerdings die antiluetische Therapie schließlich günstig zu wirken. Wir sehen aber leider auch Fälle, in denen der sonstige Erfolg der spezifischen Behandlung ein vollständiger, die Lues völlig inaktiv geworden ist und auch bleibt und in denen die lanzinierenden Schmerzen doch fast unverändert persistieren. Wagner-Jauregg empfiehlt als Präventivmaßregel das Tragen hirschlederner Unterkleider und sah davon gute Erfolge.

In einer ziemlich großen Zahl dieser Fälle ist zum Glück die Beherrschung des Schmerzes nicht so sehr schwer. Der weitaus größte Teil der Kranken mit lanzinierenden Schmerzen ist mit dem Erfolg von 0,30 Pyramidon, 0,50 Phenacetin, 0,3 Antipyrinum coffeino-citricum, 0,50 Aspirin, ein- oder mehrmals im Tage verabreicht, zufrieden.

In letzter Zeit hat sich mir die Anwendung von Decoctum Sarsaparillae in der Form des Decoctum Zittmanni fortius et mitius sehr bewährt.

Man gibt morgens nüchtern 250 g Decoctum Zittmanni fortius heiß und drei Stunden nach dem Mittagessen 250 g Decoctum mitius kalt. In den ersten Tagen wirkt diese Therapie sehr stark abführend, später läßt die Wirkung auf den Darm etwas nach. Der Erfolg bezüglich der lanzinierenden Schmerzen ist ein so auffallender, selbst bei sehr veralteten Fällen, daß ein Versuch damit nicht unterlassen werden sollte. Ich habe bis jetzt niemals Schaden davon und unter 30 Fällen bis jetzt nur zweimal das Mittel versagen gesehen.

Leider findet sich aber doch noch ein Teil der Tabiker, die auf diese einfache Weise nicht von ihren Schmerzen zu befreien sind, und man ist dann, je nach dem Grade der Schmerzanfälle, gezwungen, die ganze Fülle unserer Anodyna zu versuchen. Ich würde Ihnen empfehlen, bei allen diesen Kranken das Verhalten des Blutdruckes nicht außer acht zu lassen. Sie werden bei einer überraschend großen Zahl dieser Kranken den Blutdruck auch außerhalb der Schmerzanfälle — die eventuelle Steigerung während des Anfalles kommt naturgemäß für die Beurteilung nicht in Betracht — abnorm hoch finden und werden beobachten können, daß man gerade bei solchen Kranken therapeutisch in einer relativ günstigen Lage ist und durch Herabsetzung des Blutdrucks allein die Intensität der Schmerzanfälle sehr wesentlich zu beeinflussen imstande ist. Man wird daher gut tun, bei unseren schweren Fällen die Patienten dauernd unter Brom und Theobromin zu halten und diese Mittel mit den Antineuralgicis zu kombinieren. Eine nicht zu zarte Dosierung ist dabei gewiß von Vorteil. Gewöhnlich werden die Mittel in Lösung von den Patienten lieber und mit größerem Vertrauen genommen als in Form abgeteilter Pulver, denen die erfahreneren Patienten mit manchem erlebten Mißerfolg oft schon recht mißtrauisch gegenüberstehen. Darreichungsformen, die sich mir wiederholt auch bei schwersten Fällen bewährt haben, sind die folgenden, die selbstverständlich im Einzelfall noch modifiziert werden können.

Natrii bromati	Natrii bromati	Natrii bromati
Theobrominum natriosal.	Theobrominum natriosal.	20,0
āā 15,0	Antipyrin	Antipyrin
Antipyrin	āā 15,0	Theobrominum natriosal.
10,0 bis 15,0 : 300,0	Coffein natriobenz.	Natrii salicyl.
	2,0 : 300,0	āā 15,0
		Coffein natriobenz.
		2,0 : 300,0

Zweimal täglich 1 Eßlöffel in Wasser.

In einer Reihe von Fällen tritt die Wirkung besser ein, wenn man die Anodyna nicht in Lösung, sondern als Pulvergemisch (mit Rücksicht auf die hygroskopischen Eigenschaften des Broms und des Coffeins: ad vitrum amplum bene occlusum) gibt und davon 3 bis 5 Messerspitzen täglich verabreicht. Bisweilen wirkt auch der Zusatz von Bismutum subnitricum (10,0 bis 15,0) sehr förderlich.

In den Fällen von hohem Blutdruck hat sich mir das Nitroscleran, in Einzeldosen von 0,04 2- bis 3mal wöchentlich intravenös injiziert (bis 30 Injektionen), als unterstützendes Mittel wiederholt ganz ausgezeichnet bewährt.

Es empfiehlt sich in diesen Fällen nach Abschluß der Injektionstherapie das Mittel in Substanz weiterzugeben, wobei nach der Vorschrift ein Meßgläschen voll (etwa 5 g) täglich in 250 bis 500 g Wassers gelöst, morgens nüchtern genommen wird. Diese Therapie kann bei regelmäßiger Kontrolle des Blutdruckes durch zwei bis drei Monate fortgesetzt werden.

Selbstverständlich ist in allen diesen Fällen der Regelmäßigkeit des Stuhlganges besonderes Augenmerk zuzuwenden.

Es gibt Fälle, in denen wir mit den erwähnten Mitteln nicht auskommen und wohl oder übel zum Morphium oder seinen Derivaten greifen müssen. Es ist sehr beliebt, dabei zunächst Codein zu geben. Wie ich glaube, ganz überflüssigerweise, denn das Codein beseitigt stärkere Schmerzen durchaus nicht. Ob es einen Vorteil bringt, gegen die Schmerzen Heroin (0,001 bis 0,003) zu geben, sei noch dahingestellt. Wirklich wirksam in schweren Fällen bleibt doch nur Morphium und Pantopon. Da man sich vor Augen halten muß, daß es sich um chronische Schmerzattacken handelt, und man darauf gefaßt sein muß, eventuell durch Monate Morphium geben zu müssen, also Gefahr vorhanden ist, den Kranken zum Morphinisten zu machen, so wird man sich den Beginn mit dieser sehr drastischen Bekämpfung des Schmerzes natürlich sehr wohl überlegen.

Anderseits lehrt die Erfahrung, daß in einer relativ großen Anzahl derartiger Fälle bei Einführung des Morphiums die Schmerzen rapid nachlassen und gerade wenn man nicht zu lange zuwartet und den Patienten nicht durch allzu langdauernde Qualen herunterkommen und dadurch widerstandsunfähiger werden läßt, die Aussichten auf einen raschen und vollständigen Erfolg günstigere werden. Es wird im Einzelfalle sicher mehr Gefühls- als Erfahrungssache sein, zu entscheiden, ob wir Morphium bereits geben sollen oder nicht. Jedenfalls ist es falsch, in diesen Fällen das Morphium als Injektion einzuverleiben, da der Patient den raschen Einfluß dann allzugut erkennt und bei der nächsten Attacke wieder und so dringend wieder Morphium verlangt, daß es selbst für den Erfahrenen schwer ist zu unterscheiden, ob die Sehnsucht nach der raschen Befreiung von den Schmerzen oder die Intensität der letzteren den dringenden Wunsch des Kranken veranlassen. Es erscheint viel günstiger und gefahrloser, die gewählte Morphiumdosis (0,20 bis 0,40) einer der früher angeführten Lösungen oder in gleicher Dosis dem Pulver zuzusetzen. Vorteilhaft wird dabei in der Rezeptur die Anführung eines Decknamens sein, so daß der Patient nur den wohltätigen Einfluß des Medikaments und nicht dessen Identität kennen lernt. Es gelingt auf diese Weise sehr häufig, die schmerzstillende Wirkung ohne Morphiumgewöhnung zu erzielen, und ich habe eine nicht kleine Reihe von Patienten, die der Aktivität ihrer Lues längst entledigt, von ihren lanzinierenden Schmerzen nicht befreit, seit zwei bis fünf Jahren eine der angeführten Kombinationen nehmen, ohne daß eine Erhöhung der Morphiumdosis notwendig geworden wäre. Ähnliches gilt vom Pantopon, dessen schmerzstillende Wirkung leider gerade bei unseren Fällen bei interner Darreichung rascher versagt.

Man muß sich bei Einführung des Morphiums und des Pantopons in die Schmerzstillung auch darüber klar sein, daß beide Mittel — trotz mancher widersprechender Behauptung — den Darm stillzulegen pflegen und damit die Gefahr neuerlicher Schmerzanfälle bis zu einem gewissen Grade gefördert wird. Allerdings gehen diese Störungen bei längerer Darreichung des Mittels zumeist wieder vorüber. Man wird aber jedenfalls gut tun, bei Einführung der angeführten Mittel in die Therapie der Schmerzanfälle auch ein drastisches Abführmittel zu verabreichen.

Die übrigen Schmerzanfälle der Tabiker, die tabischen Trigeminusneuralgien, die Masto- und Coccygodynien, die so lästigen gichtartigen Schmerzen in den Zehen und in den Fingern werden in der gleichen Weise wie die jetzt besprochenen lanzinierenden Schmerzen behandelt.

Eine Sonderstellung nehmen die mit Zosterausbrüchen verbundenen Fälle ein, wie sie nicht so selten bei Tabes und Paralyse vorkommen, bei welchen die Schmerzen manchmal kontinuierlich hoch bleiben. Lokale Applikationen, wie 2%ige Cocainsalben, sind mit Rücksicht auf die relativ bedeutende Arzneidosis, die zur Resorption kommen kann, mit besonderer Vorsicht zu verordnen.

2- bis 5%ige Anaesthesinsalben, Belladonnaapplikation der gleichen Stärke haben meist nur geringen Erfolg. Günstige Resultate erzielt man dabei relativ rasch gewöhnlich mit der Durchführung einer Vaccineurintherapie in derselben Form, wie das früher angegeben wurde (s. S. 30). Zu sorgen ist für eine Salbe als Deckmittel für die Zostereffloreszenzen, damit die Reibung an den deckenden Kleidungsstücken und die durch Abreißen der Bläschen erhöhte Infektionsmöglichkeit vermieden wird.

Den lanzinierenden Schmerzen an Häufigkeit zunächst, sie an quälenden Erscheinungen bisweilen noch um ein gewaltiges übertreffend, stehen die als tabische Krisen bezeichneten Symptome von seiten des Gastro-Intestinal- und Urogenitaltraktes.

Die Magenkrisen, die wohl die häufigsten unter den geschilderten Erscheinungen darstellen, sind nach den in den letzten Jahren immer häufiger zu machenden Erfahrungen nicht selten durch organische Veränderung der Magenwand bedingt. Es kann dabei unentschieden bleiben, ob das Ulcus sekundär oder primär notwendig sein muß. Jedenfalls ist sowohl sein Vorhandensein als seine Entstehungsmöglichkeit in der Therapie zu berücksichtigen. Man wird durch völlig reizlose Kost, eventuell durch flüssige Ingesta, sogar durch ein- bis zweitägige vollständige Ausschaltung der Nahrung im Magen selbst die günstigsten Bedingungen für die Ausheilung der organischen Erkrankung zu schaffen suchen. Die Beimengung von Wismut zu den schmerzstillenden Mitteln wird dabei gegebenenfalls einen direkten therapeutischen Effekt haben können. Bei den mit Brechanfällen verbundenen Krisen wird man Eispillen schlucken lassen und 0,02 Cocainum hydrochloricum eventuell auch mehrmals täglich im Suppositorium verabreichen. Auch hier wird man und gewöhnlich früher als bei den lanzinierenden Schmerzen vor die Entscheidung gestellt werden, ob man Morphium zu geben hat oder nicht. Sie mag auch hier nach den früher (s. oben) gegebenen Prinzipien getroffen werden. Ebensowenig ist auch bei diesen Fällen an die Kontrolle des Blutdruckes und an dessen Therapie zu vergessen. Es ist selbstverständlich, daß auch die chirurgische Therapie dieser Erkrankungen in Angriff genommen worden ist.

Es kam einerseits eine eventuelle Ulcusoperation in Betracht, von deren Indikation die Chirurgen gerade jetzt allmählich zurückzukommen scheinen. Es wurde ferner die Durchschneidung des Vagus an der Cardia versucht. Die Resultate sind viel zu wenig erprobt, als daß sie praktisch in Betracht kämen. Jedenfalls glaube ich, müssen wir Neurologen uns immer mehr auf den Standpunkt stellen, überhaupt möglichst wenig durchschneiden zu lassen. Eine derartige Operation kann nach ihrem Mißlingen nicht wiederholt werden. Anders verhält es sich bei vorübergehenden Ausschaltungen schmerz- oder motorisch leitender Organe, da derartige Eingriffe erstens ungefährlicher und zweitens eventuell zu wiederholen sind. Damit ist eigentlich über die Indikation von Durchschneidungen der hinteren Nervenwurzeln, wie sie zur Heilung der gastrischen Krisen vorgeschlagen wurde, das Urteil gesprochen. Sie ist schon deshalb von vornherein in ihrer Wirkung etwas unsicher, weil der Verlauf der sensiblen Fasern der Eingeweide in den hinteren Wurzeln nicht immer der gleiche ist. Die Erfahrung lehrt bezüglich der Wirkung ebenfalls nicht allzuviel, weil ein schließliches Aufhören der Krisen nach einer Operation auch ohne Durchschneidung hinterer Nervenwurzeln wiederholt beobachtet wurde und man anderseits auch nach der Wurzeldurchschneidung das Wiederauftreten gastrischer Krisen sah. Die Durchschneidung der Rami communicantes sympathici, die in allerletzter Zeit versucht und deren Erfolg sehr gerühmt wurde, kann jetzt, da die seit den ersten Beobachtungen verstrichene Zeit noch viel zu kurz ist, noch nicht voll beurteilt werden. Sicher günstige, allerdings gewöhnlich rasch vorübergehende Erfolge erzielt man mit paravertebraler Injektion von Cocain in der Höhe der sechsten bis zehnten Interkostalregion. Zumindest verschafft man dem gequälten Patienten eine Atempause auf eine Weise, die an sich wohl nicht gefährlich und im äußersten Falle auch zu wiederholen ist. In der weitaus größeren Zahl der Fälle wird man aber mit der internen Therapie auskommen.

In gleicher Weise wie die gastrischen sind auch die intestinalen Krisen zu behandeln. Man wird hier vielleicht besser als bei den Magenkrisen sein Auslangen mit großen Belladonnadosen (3mal täglich 0,04 im Suppositorium) finden. Ganz auffallend gut wirkt bisweilen eine Karlsbader Trinkkur (2mal täglich ein Glas Karlsbader Mühlbrunn, bei Neigung zu Verstopfung kalt, sonst lauwarm, eventuell mit Zusatz von 5 g Karlsbader Sprudelsalz, mindestens eine halbe Stunde vor oder drei Stunden nach einer Mahlzeit). Sie sollte in allen diesen Fällen nicht unversucht bleiben. Daß selbstverständlich die Diät dieser Kranken stets besonderer Aufmerksamkeit und sorgfältiger Zusammenstellung bedarf, sei neuerdings in Erinnerung gebracht. Im allgemeinen sind Darmkrisen ohne Beteiligung des Magens therapeutisch viel zugänglicher. Auch der Erfolg antiluetischer Therapie pflegt in diesen Fällen viel vollständiger und dauernder zu sein. Zu erwähnen sind aber die nicht seltenen Fälle, in denen trotz völliger Ausheilung der Lues noch Darmstörungen zurückbleiben, die zwar nichts mit Krisenerscheinungen zu tun haben, aber die Kranken durch anhaltende Darmträgheit, durch Meteorismus u. dgl. dauernd quälen. Diese Fälle, die klinisch häufig unter dem Bild des chronischen Dickdarmkatarrhs verlaufen, pflegen den Kranken andauernd zu stören. Er ist stets von seinem Abführmittel und ziemlich häufig auch von seiner Diät abhängig, obwohl man auch wiederholt die Beobachtung machen kann, daß diese gar keinen Einfluß auf die Zustände ausübt. Halbjährig wiederholte Karlsbader Kuren pflegen diesen bedauernswerten Opfern ihres Darmes noch am ehesten dienlich zu sein. Gleichwohl erscheint es am besten, diese Kranken mit einer Reihe von abwechselnd anzuwendenden Abführmitteln auszustatten und ihnen sonst jede Behandlung ihrer Darmbeschwerden nach Möglichkeit zu untersagen, da sie sonst niemals vom Arzt loskommen und mehr und mehr zu Neurasthenikern und Hypochondern erzogen werden.

Die unangenehmsten Darmkrisenerscheinungen sind die häufig wiederkehrenden Tenesmen, die zum Glück nicht lange anzuhalten pflegen. In diesen Fällen ist mit Morphium-Belladonna-Suppositorien nicht zu sparen. Die Gefahr des Morphinismus besteht mit Rücksicht auf die kurze Dauer dieser äußerst quälenden Erscheinungen sicher nicht, und es wäre gewiß als schwerer Fehler aufzufassen, die Kranken in diesen Fällen überflüssigerweise dem ganzen Schrecken ihres Leidens zu überlassen.

Die nächst häufigen Krisenerscheinungen betreffen die Harnblase. Es handelt sich dabei einerseits um schmerzhafte Krampferscheinungen, anderseits um haematurische Zustände. Die Entscheidung hat in diesen durch die klinische Beobachtung nicht aufzulösenden Fällen stets der Urolog. Bei Blasentenesmus ist ebenso wie bei dem des Rectums zu verfahren. Häufig wird durch Urotropin intern in diesen Fällen eine rasche Besserung erzielt. Bei Darreichung großer Urotropindosen auf intravenösem Wege ist die Möglichkeit der Strangurie in Betracht zu ziehen. Durch Beimengung von Atropin kann diesem Übel gewöhnlich, aber keineswegs immer vollständig, begegnet werden.

Die Larynxkrisen stellen sich entweder in Form von Hustenreiz oder von dyspnoischen Erscheinungen ein. Ihre Diagnose muß vor Einleitung einer gegen sie gerichteten Therapie erst mit absoluter Sicherheit gestellt werden, vor allem eine ursächliche Aortenerkrankung ausgeschlossen werden können. Seltener machen Neubildungen des Larynx, der Trachea oder der Bronchien ähnliche Erscheinungen. Verläuft aber die internistische, röntgen- und laryngologische Untersuchung ohne Nachweis einer anderweitig zu suchenden Ursache, so ist eines der besten Mittel gegen diese quälenden Zustände Codein (bis 0,06 pro die) und Extractum Belladonnae (bis 0,12 pro die). Besonders bemerken möchte ich noch, daß die Larynxkrisen häufig als Teilerscheinung von Vaguskrisen auftreten und das Verhalten des Pulses in diesen Fällen ebenso wie das gleichzeitige Vorhandensein gastro-intestinaler Beschwerden besondere Beachtung erforden. Intravenöse Jodtherapie ist bei Larynxkrisen kontraindiziert, da die durch die erstere oft zunächst bewirkte Verstärkung der Krisenerscheinungen in solchen Fällen zu lebensbedrohlichen Komplikationen führen kann.

Unter den sonstigen tabetischen Erscheinungen nehmen die Störungen der Sphinkterenfunktion an Blase und Mastdarm einen sehr großen Raum ein. Hier wie dort haben wir zu unterscheiden zwischen der Retention und der Incontinenz. Hier wie dort scheint es sich um ataktische Erscheinungen zu handeln, um eine Störung des koordinatorischen Vorganges zwischen austreibender und abschließender Muskulatur. Während die Retentio urinae, also die Unterfunktion des Detrusors gegenüber den Blasenschließmuskeln, zwar eine Unannehmlichkeit ist, der aber durch Katheterismus, bisweilen durch warme Sitzbäder bereits abzuhelfen ist, stellt die Incontinenz ein Leiden dar, das den Patienten zur Verzweiflung treiben kann, da er auf die Dauer selbst bei der exaktesten Pflege und größten Reinlichkeit des Patienten gesellschaftsunmöglich wird. Er riecht andauernd nach Urin und ist daher disqualifiziert.

Die Incontinenz hat die Urologen zu einem operativen Eingriff am Sphincter vesicae veranlaßt, anscheinend aber ebenfalls mit wenig Erfolg. Die Incontinenz gilt den Urologen als unheilbar. Zum Glück gibt es aber doch eine Reihe von Heilungen. Unsere Therapie läßt allerdings dabei vollständig in Stich. Ich glaube nicht, daß ein Therapeut bis jetzt mit Recht behaupten könnte, eine Incontinentia urinae geheilt zu haben. Es ist selbstverständlich, daß für diese Kranken etwas zu geschehen hat, und man ist natürlich verpflichtet, für diese Unglücklichen aus rein psychologischen Gründen eine Therapie festzusetzen, selbst wenn man dabei überzeugt ist, keinen Erfolg zu haben. Gewöhnlich wird faradisiert, wobei eine Elektrode aufs Perinaeum, die andere auf die Symphyse aufgesetzt wird. Die angewendeten Ströme sollen dabei nicht stark sein, um eine Reizung des Detrusors zu vermeiden. Endovesikale Elektrotherapie halte ich mit Rücksicht auf die um nichts bessere Wirkung für ungerechtfertigt. Vorübergehende Besserungen sieht man bisweilen nach längerer Anwendung eines Dauerkatheters. Leider pflegen sie nur von sehr kurzer Dauer zu sein. Strychnininjektionen (täglich 0,001) bewirken manchmal ein vorübergehendes Nachlassen der Incontinenzbeschwerden. Die Patienten werden durch diese vorübergehenden Besserungen gewöhnlich psychisch sehr günstig beeinflußt. Uns bleibt leider niemals der Trost eines wirklichen Erfolges in diesen Fällen, sondern lediglich die Hoffnung einer Spontanheilung, die man bei einem großen einschlägigen Material doch dann und wann zu beobachten Gelegenheit hat. Sie tritt merkwürdigerweise fast immer erst dann ein, wenn Patient und Arzt, schon therapeutisch ermüdet, sich an den Zustand längst gewöhnt haben.

Bei den Retentionen wirkt öfter kräftige Faradisation günstig und bisweilen die Verabreichung von Liquor Kalii acetici in 10%iger Lösung alle 2 bis 4 Stunden 1 Eßlöffel. Daß der nötige Katheterismus mit exaktester Beobachtung aller aseptischen Kautelen zu handhaben ist, glaube ich nicht breiter ausführen zu müssen. Da er aber mehrmals täglich durchgeführt werden muß, wird man in den meisten Fällen gezwungen sein, den Katheterismus dem Patienten auch selbst zu überlassen. Man tut in allen diesen Fällen gut, dem Kranken die Folgen eines Fehlers in der Asepsis den Tatsachen entsprechend in extenso auseinanderzusetzen und jedenfalls mit 1- bis 2%iger Borlösung nachspülen zu lassen, eventuell auch Blasenspülungen mit einer schwachen

Kaliumpermanganatlösung zu machen oder machen zu lassen, um allen unangenehmen Komplikationen eher ausweichen zu können. Blasenspülungen und zeitweiliger Katheterismus werden ja übrigens auch in den Fällen von Incontinentia urinae häufig notwendig sein, da die Incontinenz sich bekanntlich keineswegs auch auf den Residualharn erstreckt. Leichte Temperatursteigerungen sind in diesen Fällen häufig das erste Anzeichen für eine notwendig werdende Encheirese. Für die Behandlung der Retentio gilt als oberstes Prinzip, sie nicht zu energisch in Angriff zu nehmen, da es immer leichter gelingt, eine Incontinenz herbeizuführen, als ihrer Herr zu werden. Vorübergehend nach abheilender Retention auftretende Incontinenzen sind übrigens prognostisch gewöhnlich nicht ungünstig und von den spontan auftretenden diesbezüglich zu unterscheiden.

Was die Retentio alvi anbelangt, so ist sie gewöhnlich sehr hartnäckig und vielleicht auch auf ataktische, gewöhnlich auf paretische Vorgänge in der Darmmuskulatur zurückzuführen. Es müssen selbstverständlich Abführmittel verabreicht werden. Zu energisch soll man aber dabei nicht vorgehen, da auch hier die Incontinenz das ärgere Übel darstellt. Günstig wirkt bisweilen die Faradisation mit breiten Platten (Nabelgegend und Kreuz als Elektrodenlager), vorsichtige Massage des Abdomens. In den relativ häufigen Fällen, in denen sich der Kot in der Flexura sigmoidea und der Ampulle anhäuft und nicht durch den Sphinkter zu bekommen ist, empfiehlt sich die Applikation von nicht zu warmen Kamillenklysmen. Im äußersten Fall kommt natürlich die manuelle Ausräumung der Ampulle in Betracht. Bei gutem Schluß des Sphinkters (was nicht immer bei der Retentio der Fall sein muß!) ist die Applikation von Ölklysmen angebracht. Zu diesem Zwecke werden 150 bis 200 g Oleum Sesami am besten mittels eines über den Sphincter internus hinaufgeschobenen Katheters unter geringem Druck in die Ampulle gebracht und dortselbst belassen. Die Wirkung tritt gewöhnlich nach 14 bis 20 Stunden ein und ist bisweilen eine nachhaltige. Eine vorherige Erwärmung der Ölmenge auf Körpertemperatur ist empfehlenswert.

Schwerer zu behandeln ist die Incontinenz. Sie ist manchmal sehr mäßig, äußert sich lediglich darin, daß der Patient beim Husten oder beim Lachen etwas Kot verliert. Man kann in diesen Fällen durch eine exakte Regelung der Defäcationszeiten den Patienten gewöhnlich vor solchen Unannehmlichkeiten bewahren, weniger vor den Folgen des nicht gasdicht schließenden Sphinkters. Das ist aber praktisch von viel geringerer Bedeutung. Bei den schwereren Fällen ist bisweilen das Tragen einer Pelotte erforderlich. Manchmal hat auch das keinen vollen Erfolg. In einem glücklicherweise ziemlich großen Teil der Fälle führt aber die Therapie vollkommen zum Ziele. Sehr häufig wirkt, besonders bei beginnenden derartigen Fällen, die Faradisation günstig. Es empfiehlt sich, eine stabförmige Elektrode ins Rectum, die andere ins Kreuz zu applizieren und die Ströme durch rasches Vor- und langsames Zurückschieben der sekundären Rolle des Apparates stoßweise auf den Sphincter ani einwirken zu lassen. Auch Strychnininjektionen (s. oben) haben häufig einen ganz guten Erfolg. Bei anhaltend flüssigem Stuhl wird man häufig durch Darreichung von Schleimsuppe, Herabsetzung der Flüssigkeitszufuhr und eine schlackenreiche Diät für eine Erhöhung der Konsistenz des Stuhles sorgen müssen.

Achte Vorlesung

Symptomatische Therapie: Ataxiebehandlung

Besondere Aufmerksamkeit gebührt ferner den ataktischen Störungen der Tabiker. Die Zahl der schweren Ataxiefälle ist gewiß in den letzten zwei Jahrzehnten eine geringere geworden. Vielleicht spricht diese Tatsache doch für einen Erfolg der seit etwa drei Dezennien regelmäßiger betriebenen antiluetischen Therapie, wenn man ihr zuerst selbst einen nachweisbaren Erfolg auf die Erkrankung nicht zubilligen konnte. Gleichwohl sehen wir auch heute noch eine Reihe schwerer Ataxiefälle. Ihre Prognose ist verschieden, je nach dem Alter des Patienten, je nach dem Alter der Lues. Tabiker unter 40 bis 45 Jahren geben, wenn sie ataktisch werden, für die Ausheilung oder Besserung der Ataxie eine ungünstige Prognose. Jenseits des 50. Lebensjahres pflegt die Prognose besser zu werden. Vor allem entwickelt sich die Ataxie viel langsamer. Die Therapie hängt nicht ausschließlich von der Ataxie, sondern auch vom übrigen klinischen Befund ab, besonders auch vom jeweiligen Liquorbefund. Darüber werde ich noch im Zusammenhange zu sprechen haben. Im allgemeinen ist die Prognose der Ataxie besser, wenn diese nicht als Einzelsymptom, sondern als Teilsymptom bei einem sehr aktiven Prozeß auftritt. In diesen Fällen pflegt die Ataxie ohne jede Sonderbehandlung im Verlauf oder nach einer entsprechend durchgeführten antiluetischen Therapie zu schwinden. Sie muß auch niemals wiederkommen. Es hängt das wohl mit den pathologisch-anatomischen Veränderungen zusammen, die wir allerdings in vivo nicht kontrollieren, sondern nur erschließen können. Wahrscheinlich handelt es sich in solchen Fällen um entzündliche Veränderungen, die der Therapie gut zugänglich sind. Tritt die Ataxie bei wenig aktiven Fällen als Einzelsymptom auf, also gewöhnlich im Verlauf einer lange bestehenden Lues, so ist die Aussicht, sie auf dem gewöhnlichen Wege unserer antiluetischen Therapie zu beseitigen, eine geringe. Besserungen kommen dabei allerdings vor. Ich pflege daher bei diesen Fällen so vorzugehen, daß ich jedenfalls versuche, aus der antiluetischen Therapie herauszuholen, was sich nur herausholen läßt, und dann die bleibenden Reste symptomatisch behandle. Ich glaube, daß sich das deshalb besonders empfiehlt, weil man dabei die Reaktionsfähigkeit des Einzelfalles auf die spezifische Behandlung für eventuelle folgende Behandlungen viel genauer kennenlernt, sie viel sicherer abzuschätzen vermag, als wenn man das Bild durch eine symptomatische Therapie der Ataxie vorzeitig beeinflußt. Ich habe (s. S. 7) bereits darauf hingewiesen, daß sich gerade für die ataktischen Störungen die intravenöse Jodbehandlung häufig besonders eignet. Es handelt sich dabei oft um Fälle, die am Ende ihrer Aktivität stehen und bei denen eine Salvarsan-Wismut-Therapie die Aktivität vollends zum Erlöschen bringen kann. Das Erlöschen der Aktivität ist aber gleichbedeutend mit einem Unwirksamwerden jeder spezifischen Therapie, die Lues heilt mit einem spezifisch-therapeutisch nicht mehr zu behebenden Defekt aus, und wir sind dann in derselben Lage, wie etwa ein Chirurg bei einer in ungünstiger Stellung ausgeheilten Fraktur. Nur ist der Chirurg dann noch in der Lage, durch eine artifizielle Fraktur das Endergebnis zu beeinflussen, ein Vorteil, den wir nicht haben, da wir eine einmal mit ungünstigem Ausgang erloschene Aktivität nicht wieder anfachen können. Das Jod, intravenös injiziert, beeinflußt erfahrungsgemäß die Aktivität gar nicht und ist durch seine tonisierende Wirkung sehr geeignet, die Ataxie zum Schwinden zu bringen oder sie mindestens beträchtlich zu bessern. Mit den bleibenden Resten der Ataxie haben wir uns dann symptomatisch zu befassen.

Wir verdanken diese Therapie der exakten Beobachtung und der außerordentlich großen Erfahrung von Frenkel-Heyden, der die Übungstherapie der Ataktiker in ein unübertrefflich erdachtes und ausgeführtes System gebracht hat. Bei einem sehr großen Krankenmaterial ist es selbstverständlich nicht möglich und wohl auch nicht notwendig, auf all die tausend Bewegungsdetails Rücksicht zu nehmen, wie dies Frenkel-Heyden für die Sanatoriumspraxis getan hat. Sie werden, wenn Sie erst die nötige Erfahrung haben, sehen können, daß man unter Berücksichtigung bestimmter notwendiger Einzelmaßnahmen mit viel einfacheren Mitteln auskommt und auch auskommen muß. Ist der Patient auch nur halbwegs gewillt, auf die ärztlichen Anordnungen einzugehen — leider ist die Zahl der recht indolenten und obstinaten Ataktiker nicht so gering, wie man glauben sollte —, so kommt man mit relativ einfachen Mitteln für einen größeren Kreis von Patienten aus. Es empfiehlt sich dabei, womöglich mehrere Ataktiker gleichzeitig üben zu lassen, da die sonst geistig wahrhaftig nicht sehr anregende Therapie den Patienten dann gewöhnlich weniger langweilig und sogar die Möglichkeit einer Art Wetteiferns unter den Kranken gegeben ist.

Die erste zu treffende Anordnung für alle ataktischen Kranken ist die, daß sie unter Tags nicht liegen dürfen. Wir wissen aus Erfahrung, daß die Bettruhe für diese Kranken ein Unglück bedeutet, und wir erleben es ja immer wieder, daß nichtataktische Tabiker, die durch eine interkurrente Erkrankung bettlägerig werden, das Bett mehr oder minder schwer ataktisch verlassen. Aber auch bei schon vorhandener Ataxie sieht man, daß die Kranken, die ihren Bewegungsdefekt naturgemäß in Bettruhe am wenigsten fühlen, gerne liegen und damit ihre Ataxie mehr und mehr verstärken.

Es ist vielleicht nicht sehr fachgemäß, aber psychologisch günstig, dem Kranken zunächst einen Bewegungskomplex beizubringen, der für einen Übungsbeginn wohl etwas kompliziert ist, aber den Vorteil hat, dem Patienten eine relativ noch immer leicht zu erzielende Besserung seiner Bewegungsfähigkeit ziemlich rasch fühlbar zu machen. Es ist das

Aufstehen aus sitzender Stellung. Alle Ataktiker versuchen diese Bewegung in einer Stellung der Beine, die auch dem Gesunden das Aufstehen unmöglich machen würde, nämlich bei mehr oder minder vorgestreckten Beinen. Es gelingt gewöhnlich sehr rasch, dem Kranken zu zeigen, daß man nur aufstehen kann, wenn man die Füße fast ganz an den Stuhl, auf dem man sitzt, heranzieht (aber nicht unter ihn, da er sonst zurückgeschleudert wird!), den Oberkörper nach vorne legt, bis etwa zu einem Winkel von 45° zwischen Oberschenkeln und Rumpf, und dann Hüft- und Kniegelenke streckt. Es ist dabei, wie bei allen folgenden Übungen ganz besonders darauf zu achten, daß alle vorgenommenen Bewegungen in allen ihren Details nicht ruckweise erfolgen, sondern gleichmäßig ruhig durchgeführt werden. Das Aufstehen gelingt so ziemlich rasch und kann in sehr schweren Fällen durch Zuhilfenahme des Stockes unterstützt werden. Man wird den Stock in den meisten Fällen bald weglassen können. Immerhin ist die Verwendung des Stockes günstiger als die Unterstützung durch eine zweite Person, da der Patient dabei doch auf sich selbst angewiesen bleibt, was geeignet ist, sein meist schon gesunkenes Selbstvertrauen zu heben und auch seiner häufig ganz ungebührlichen Inanspruchnahme seiner Umgebung einen Riegel vorzuschieben.

Das Niedersetzen wird leicht in umgekehrter Reihenfolge durchgeführt wie das Aufstehen. Zuerst ruhiges Stehen unmittelbar vor der Sitzgelegenheit mit dem Rücken zu dieser, dann das Vorbeugen des Oberkörpers bei entsprechender Beugung der Hüft- und- Kniegelenke. Diese wie alle Übungen sollen nach der Uhr gemacht werden. Der Tabiker mit seinen erkrankten Hintersträngen fühlt ja nicht das normale Ermüdungsgefühl des Gesunden. Es ist daher ganz gut, ihm eine bestimmte Übungszeit vorzuschreiben: etwa 4- bis 5mal täglich fünf Minuten. Die Fortschritte werden bei dieser geringen Übungszeit um so langsamer geschehen, je mehr Übungen der Kranke zu machen hat. Es wird dabei aber die Möglichkeit einer Überanstrengung vermieden und es ist ferner zu berücksichtigen, daß schließlich ein Teil der Übungen auch, wenn die betreffenden Bewegungen schon tadellos ausgeführt werden, entfallen kann. Anderseits ist es besser, wenn der Kranke zwar langsam, aber stetig vorwärtskommt, als daß er durch irgendeine Anstrengung geschädigt wird.

Außer der Übung des Aufstehens hat der Kranke zunächst Übungen im Liegen zu machen, die geeignet sind, ihm die Herrschaft über seine unteren Exremitäten wieder zu geben. Er hat zunächst die Beine abwechselnd, gestreckt, bis zu einem Winkel von etwa 45°, von der Unterlage abzuheben. Es ist dabei besonders darauf zu achten, daß das Emporheben nicht zu hoch erfolgt, da es schädlich ist, die dem Tabiker anhaftende Muskelhypotonie noch durch eine Dehnung seiner Glutaealmuskulatur zu verstärken. Es ist ferner darauf zu achten, daß die Fußspitze nicht nach innen fällt und daß das Bein nicht über die Mittellinie nach der anderen Seite gerät. Denn alle Übungen, die der Kranke macht, zielen auf Erlangung einer annähernd normalen Gehfähigkeit ab, und auch das Emporheben der Beine im Liegen ist die Nachahmung einer Schrittbewegung. Gerät nun beim Schreiten der Kranke mit seinem Bein über die Mittellinie nach der anderen Seite, so ist die nächste Folge davon, daß er mit dem rückwärts befindlichen Bein entweder eine komplizierte Ausweichbewegung machen muß oder über das vornstehende eigene Bein stürzt. Man tut auch gut, dem Kranken selbst diese Erklärung zu geben, damit er in die Erfordernisse der Übungen eher eingeweiht ist und auch sieht, daß man ihn nicht grundlos mit den Einzelheiten der Bewegungsübungen quält.

Als nächste Übung wählt man zweckmäßig eine solche, die, nachdem durch die erste Übung im Liegen das Hüft- und Sprunggelenk geschult worden ist, nunmehr die Bewegungen des Kniegelenks schult. Am besten läßt man nun, immer für den ruhigen und gleichmäßigen Ablauf der Bewegungen Sorge tragend, eine Zielbewegung der Ferse des einen nach der Mitte der Tibia des anderen Beines machen. Ich will ausdrücklich erwähnen, daß diese Übung stets unbeschuht durchgeführt werden soll, da der beschuhte Fuß mit seinem harten Schuhabsatz bei den ataktisch fahrigen Bewegungen des Kranken sehr leicht der Tibia der Gegenseite gefährlich werden kann. Ich möchte dabei erwähnen, daß ich die gewöhnliche Art der Durchführung dieser Übung als einfachen Knie-Hackenversuch für ungünstig halte, weil dabei wieder die Glutaei überdehnt und von vornherein zu einer Höchstleistung mißbraucht werden, die für den Gehakt nicht in Betracht kommt. Die mäßige Abbiegung des Knies jedoch, wie sie der eben beschriebene Versuch verlangt, kommt für das Abheben des Beines vom Boden ebenfalls in Betracht und jeder, der wiederholt Ataxieübungen mit Patienten zu machen Gelegenheit hatte, weiß, daß die Feststellung und die richtig ablaufende, gleichförmige Beugebewegung des Knies für die richtige Einübung der aufrechten Schrittbewegung besonders wichtig ist.

Ist man der Hebebewegung des Beines und der Beugung des Knies sicher, so macht man zweckmäßig noch Drehbewegungen im Sprunggelenk nach außen, eventuell leichte Kreisbewegungen des ganzen gehobenen Beins nach oben außen und nach unten außen. Es sind das Bewegungen, die der Kranke beim aufrechten Gang gelegentlich jeder Änderung der Gangrichtung beherrschen muß.

Wenn die Liegeübungen gut gehen, geht man zu Übungen im Sitzen über, die stets mit beschuhtem Fuß gemacht werden, ebenso wie die späteren Übungen im Stehen und die Gangübungen. Der Fuß des Tabikers soll fest beschuht sein (keine Halbschuhe), doch sollen die Schuhsohlen nicht allzu stark sein, um dem Kranken doch den Eindruck der festen Unterlage des Fußbodens trotz der gestörten Sensibilität der Fußsohle zu ermöglichen. Die Übungen im Sitzen sind von geringerer Bedeutung und sollen den Kranken nur gewöhnen, auch in dieser für ihn ungünstigeren Stellung Herr seiner Beine zu sein. Man macht zweckmäßig einen Kreidestrich in sagittaler Richtung von jedem der aneinandergeschlossenen Füße nach vorn und hinten und einen gleichen in frontaler Richtung durch die Standfläche der Füße und läßt nun langsam und gleichmäßig die Fußspitzen längs der Linien abwechselnd bewegen. Wenn der Fußboden schlecht und eine gleichmäßige Gleitbewegung der Fußspitzen nicht möglich ist, so geht man zweckmäßig sofort zu den Standübungen über.

Die Standübungen bringen den Patienten von vornherein vor eine neue Aufgabe; nicht nur daß der Patient gezwungen ist, seinen Stand auszubalancieren, was, richtig durchgeführt, nicht so leicht ist, so sieht er beim Aufrechtstehen seine Beine und Füße und deren Ausgangsstellung bei den Bewegungen nicht, während er bisher jede Bewegung von ihrem Beginn bis zu ihrem Schluß verfolgen konnte. Da der aufrechte Stand solchergestalt die weitaus schwierigste Stellung für den Patienten darstellt und er sogar beim normalen Gang durch leichte Vorneigung des Oberkörpers imstande ist, seine Bewegungen mit den Augen zu kontrollieren, so ist es praktisch viel besser, den Kranken, statt ihn mit Übungen des viel schwereren Aufrechtstehens zu quälen, die später unter günstigeren Bedingungen aufgenommen werden können, eventuell von den Liegeübungen direkt zu Gehübungen übergehen zu lassen.

Es ist zweckmäßig, zuerst nicht den normalen Gang nach vorne, sondern den Flankengang zu üben. Der Patient arbeitet dabei unter für ihn viel günstigeren Bedingungen, da er fast immer auf einer viel breiteren Basis steht, die er im Gegensatz zur Vorwärtsbewegung bei der seitlichen Bewegung vergrößert. So ist es auch möglich, dem Patienten begreiflich zu machen, wie er seine Beine abwechselnd als Gang- und Standbein zu verwenden und sein Gewicht so lange auf das Standbein zu verlegen habe, bis das Gangbein wieder den Boden berühre. Es ist vorteilhaft, dabei die Schreitbewegung ganz regelrecht zunächst in ihre einzelnen Phasen aufzulösen. Es ist zunächst auch nur der Schritt und nicht der Gang zu üben. Der Kranke wird beim Schreiten nach links aufgefordert, zunächst das Gewicht seines Oberkörpers auf das rechte Bein zu verlegen. Erst wenn dies so exakt geschehen ist, daß das linke Bein vollständig entlastet ist, darf der Kranke sein linkes Bein nicht einen ganzen Schritt von etwa 65 cm, sondern nur dem Halbschritt entsprechend, zur Seite stellen. Der Oberkörper folgt von selbst und der Kranke steht nunmehr nach der ersten Schrittbewegung ziemlich sicher auf einer mehr als 30 cm breiten Basis. Der Oberkörper wird nun wieder auf das rechte Bein verlegt und das linke Bein an das rechte herangezogen. Dann erfolgt — mutatis mutandis — unter den gleichen Bedingungen der Schritt nach rechts. Der Beginn der Übung, ob nach rechts oder links, hängt von dem Grade der Ataxie beider Beine ab. Sind beide gleich ataktisch, so ist es völlig gleich, wie begonnen wird. Andernfalls wird zunächst immer das weniger ataktische Bein als Standbein verwendet. Erst wenn die Schrittbewegung schon ganz richtig ausgeführt wird, veranlaßt man den Kranken, nach dem Seitwärtssetzen des Beins das Gewicht seines Oberkörpers auf das zur Seite gestellte Bein zu verlegen. Das Schwierigste ist nun, den Kranken zu einer leichten, ruhig und fest durchgeführten Beugung des Knies des nunmehrigen Standbeins zu bringen, die es ermöglicht, das frühere Standbein, das nunmehr Gangbein wird, an das andere Bein heranzuziehen. Es ist sehr zweckmäßig, die Bewegung dem Kranken vorzuzeigen und ihm ad oculos zu demonstrieren, daß bei entsprechender, völlig richtiger Stellung das Gewicht des Oberkörpers bei dieser Schrittbewegung so sicher auf dem Standbein ruht, daß das Gangbein ohne Gefahr vom Boden abgehoben und der Körper auch ohne Schwierigkeit von dem einen Bein so lange getragen werden kann, bis das andere Bein wieder auf den Boden zu stehen kommt. Im Gegensatz zu dem früher für die Schrittbewegung Gesagten wird man diese Gangbewegung am besten zuerst vom stärker ataktischen Bein weg machen, da die leichte Kniebeuge und die Festhaltung des Standbeines in dieser Stellung dann zunächst dem weniger ataktischen Bein obliegt. Ist die erste Gangbewegung nach beiden Seiten hin gut geübt, so hat das Fortschreiten in Flankengang keine Schwierigkeiten mehr.

Der Übergang zu den Schreit- und Gangübungen nach vorne ist dann gewöhnlich nicht mehr sehr schwer. Die größere Schwierigkeit des Schreitens nach vorne liegt lediglich in der schmäleren Operationsbasis und darin, daß das Gangbein beim wirklichen Gang nicht nur an das Standbein heran-, sondern um die gleiche Wegstrecke darüber hinausgebracht werden muß. Man teilt daher zunächst den Gang zweckmäßig in das einfache Heranziehen des Beins und in das spätere Voransetzen und wird in den meisten Fällen sehen, daß die glatte Durchführung der Gangbewegung nach vorne bei entsprechend exakter Vorschulung nicht mehr auf sehr große Schwierigkeiten stößt. Besonderes Augenmerk ist darauf zu richten, daß die Schritte nicht zu lang gemacht werden, wozu der ataktische Tabiker sehr neigt. Es ist bei zu großen Schrittmaßen aber außerordentlich schwer, den Patienten bei der richtigen Verlegung seines Körpergewichts auf das jeweilige Standbein festzuhalten. Sehr häufig ist es bei den Gangbewegungen nach vorne recht vorteilhaft, sich zunächst in den Kranken einzuhängen und die Bewegungen, die absolviert werden sollen, synchron mit ihm zu machen. Der Kranke erwirbt dabei zumeist ziemlich bald einfach erfahrungsgemäß das Gefühl für die richtige Dynamik seiner Bewegungen. Er macht dann nach anfänglichem Rückschwanken gewöhnlich die Bewegungen rascher in richtiger Weise, als wenn man ihn ganz allein üben läßt.

Das Nächste sind nunmehr die Übungen im ruhigen Stehen. Diese fallen aus den früher angeführten Gründen zuerst ziemlich schwer, werden aber, wenn man zunächst von breiter Standfläche ausgeht und diese allmählich verschmälern läßt, schon deshalb gewöhnlich bald gut ausgeführt, weil der Patient sowohl beim Flankengang wie beim Schreiten nach vorne ohnedies gezwungen war, für kurze Zeit gerade zu stehen und ihm diese sozusagen subkortikal erworbene Fähigkeit später zugute kommt.

Am schwierigsten zu erlernen ist gewöhnlich das Rückwärtsschreiten, da der Patient hier die Kontrolle mit den Augen jedenfalls vollkommen verliert. Hat man aber nach der Sachlage Aussicht, den

Kranken einmal straßenfähig zu machen, so darf man sich die Mühe nicht verdrießen lassen, ihm auch das beizubringen, da er die Bewegung beim Ausweichen auf der Straße braucht. Die Bewegung wird ähnlich wie das einfache Stehen am besten so gelehrt, daß man den Patienten zunächst nur einen Minimalschritt von 5 bis 10 cm nach rückwärts tun läßt. Am besten ist auch hier, sich in den Kranken einzuhängen und so die Bewegung mit ihm zu üben.

Von großer Wichtigkeit ist das Einüben der erforderlichen Änderungen der Gangrichtung. Es hat aber gewöhnlich keine großen Schwierigkeiten, den Patienten darüber aufzuklären, daß bei jeder Änderung der Gangrichtung der ungleichnamige Fuß sich vorn befinden muß, daß also eine Rechtswendung nur möglich ist, wenn das linke Bein, eine Linkswendung nur wenn das rechte Bein vorn steht. Es ist dann ziemlich leicht, den Kranken auch darüber zu belehren, daß das Drehen im Stand auf der Spitze des ungleichnamigen und womöglich nur auf der Ferse des gleichnamigen Beins geschieht.

Ist das alles brav geübt, so hat es gewöhnlich keine Schwierigkeit, den Kranken im Stiegensteigen zu unterrichten. Das weitaus Leichtere ist das Treppaufsteigen, das gewöhnlich gar keine Schwierigkeiten macht, wenn alle Übungen in der Ebene gut gehen. Es ist zunächst beim Treppabsteigen gewöhnlich leichter, den Patienten nach rückwärts absteigen zu lassen, da er bei dieser Bewegung seine Haltung viel leichter kontrollieren kann. Man hat es aber sehr bald gewöhnlich nicht mehr schwer, dem Kranken das Abwärtssteigen nach vorne beizubringen, indem man ihn zunächst nur das hintenbleibende Bein nachstellen läßt. Das richtige Treppabgehen erfordert gewöhnlich die meiste Anstrengung, weil dabei ein Fixieren und allmähliches Nachlassen des gebeugten Knies des Standbeins notwendig ist, das die Patienten erst ganz langsam erlernen.

Frenkel-Heyden hat für alle diese Bewegungen Übungsteppiche und Apparate angegeben, die ganz ausgezeichnet sind, deren wir aber praktisch bei genügender Aufmerksamkeit von Arzt und Patient ganz gut entraten können.

Schwer zu entscheiden ist die Frage, ob man den Patienten mit oder ohne Stock üben lassen soll. Es ist selbstverständlich, daß durch die Übungen mit Stock der Patient so manche Bewegung unrichtig übt und daß er, da er sich ja doch immer auf den Stock stützt, die Verlegung seines Körpergewichts auf das Standbein viel schwerer und unvollständiger erlernt. Anderseits lehrt aber die Erfahrung, daß die Kranken auf den Stock gestützt rascher selbständig und von ihrer Umgebung unabhängig werden als ohne Stock. Man wird deshalb in Fällen, in denen die frühere Selbständigkeit des Kranken besonders wichtig ist, diesem diese Stütze ohne weiteres zunächst belassen und erst später bestrebt sein, den Patienten auch von seinem Stock unabhängig zu machen.

Damit er ganz straßenfähig wird, muß dann mit dem Kranken auch das Ausweichen und auch das Grüßen, das heißt das Abnehmen des Hutes im Vorwärtsschreiten geübt werden. Es ist dazu zuerst nötig, die Gehbewegung des Patienten von der Kontrolle durch seine Augen unabhängig zu machen, ein Ding, das merkwürdigerweise nicht ganz so schwierig ist, wie man es sich bei einer spinalen Ataxie mit Recht vorstellt. Wichtig ist dabei nur, daß der Kranke seine Übungen so gut beherrscht, daß er sie nicht mehr kortikal durchführt, so daß er von seiner Bewegung so unabhängig wird wie ein Normaler.

Zu all dem gehört natürlich sehr viel Fleiß von seiten des Patienten, sehr viel Geduld von seiten des Arztes. Ganz zweckmäßig ist es, wenn eine Person aus der Umgebung des Patienten auch in Abwesenheit des Arztes nach dessen genauen Instruktionen mit dem Kranken üben kann. Die Mühe des Lernens und Lehrens wird aber reichlich gelohnt, wenn es gelingt, einen Schwerataktiker wieder gut auf die Beine zu bringen. Und dieser Lohn winkt doch bei entsprechender Ausdauer in einem großen Teil der Fälle.

Bei der viel selteneren Ataxie der oberen Extremitäten sind die besten Übungen Schreibübungen. In schweren Fällen zuerst das Ziehen kurzer paralleler Striche, dann das Schreiben von Buchstaben. Eine gute Ataxieübung ist auch das Zerschneiden der Speisen, Schreibmaschinenschreiben, Klavier- und Violin- oder Cellospiel, wenn die Vorbedingungen dazu gegeben sind, die letzteren besonders für die Ataxie der linken Hand, obwohl auch die ruhige, gleichmäßige Bogenführung eine gute Ataxieübung darstellt. Ebenso kann das Schachspiel bei abwechselnd mit der rechten und linken Hand gesetzten Figuren eine ganz gute Ataxieübung sein.

Die bei lange bettlägerigen Ataktikern häufig zu beobachtende schwere Ataxie des Rumpfes und des Kopfes pflegt sich ziemlich rasch spontan zu bessern, wenn man den Kranken außer Bett hält.

Neunte Vorlesung

Symptomatische Therapie: Augenmuskellähmungen, Arthro- und Osteopathien, Mal perforant, Atrophia optici

Von den zu beobachtenden Störungen, die eine Behandlung erfordern, sind die Augenmuskellähmungen zu erwähnen. Wir haben dabei zu unterscheiden zwischen den echten Paresen, die bin- und monokulär geprüft in gleicher Weise bestehen, und den nur bei binokulärer Prüfung vorhandenen Bewegungsstörungen, die bei monokulärer Prüfung der Beweglichkeit keinen Bewegungsausfall erkennen lassen. Im letzteren Falle handelt es sich um eine Störung des normalen Synergismus der Bulbi, um eine der Ataxie gleichzusetzende Störung. Diese Störungen sind gegebenenfalls sowohl durch intravenöse Jodapplikation, wie durch Blickübungen anzugehen, und man wird häufig eine Besserung auch bei lange bestehenden Störungen erzielen können, vorausgesetzt, daß die Sehkraft der Augen eine gute und noch keine Vernachlässigung der Doppelbilder eingetreten ist. Andernfalls wird man sich allerdings vergebens damit bemühen. Die echten Paresen sind sehr häufig der antiluetischen Therapie zugänglich. Einen deutlichen Einfluß elektrotherapeutischer Maßnahmen habe ich in solchen Fällen nie gesehen. Dagegen habe ich den Eindruck, daß gerade diesen Fällen die verschiedenen Jod-Trink- und Badekuren entschiedenen Vorteil bringen.

Auch der *Arthropathien* und der *Osteopathien* müssen wir noch gedenken. Sie sind nur insoferne Gegenstand unserer Therapie, als wir die Fälle häufig in ihrem Beginn sehen und noch rechtzeitig alles veranlassen können, um einem Fortschreiten der Arthropathien vorzubeugen. Sehr häufig erzielen wir auch, solange es sich nur um einen Gelenkshydrops ohne besondere Dehnung der Kapsel und ohne Veränderung der Gelenkflächen handelt, mit Ruhe, Kompressionsverband, Schwitzkuren und — gegebenenfalls — antiluetischen Maßnahmen noch einen vollständigen Rückgang der Erkrankung. Ist die Kapseldehnung bereits eingetreten, sind die Gelenkflächen bereits verändert, so ist orthopädische Hilfe notwendig. Man muß sich allerdings dabei vor Augen halten, daß der Patient mit jedem, auch dem besten Apparat unter ungünstigere Bedingungen gesetzt wird, als dies seinem ohnedies geschädigten Bewegungsvermögen entspricht, und man wird sich darüber Rechenschaft geben müssen, daß bei Ataktikern die Gehfähigkeit durch jeden Apparat noch weiter gestört wird. Anderseits wird man doch gut tun, bei Arthropathien des Kniegelenks besonders, nicht zu lange zu warten, weil oft auffallend rasche, bis ins Gelenk reichende Spontanfrakturen die Bedingungen für das Anlegen und Tragen eines Stützapparates wesentlich ungünstiger gestalten können. Ich habe den sicheren Eindruck, daß sehr forcierte Jodkuren dem Eintreten von Spontanfrakturen eher Vorschub leisten, und verwende alle starken Joddarreichungen, vor allem auch die intravenöse, nur bei gleichzeitiger Einverleibung von Phosphor (als Phosphor-Lebertran oder in Pillen). Ich glaube sicher annehmen zu dürfen, daß diese Medikation gegen die Jodkomplikation wirklich schützt, und empfehle sie auch bei dem Auftreten artikulärer Veränderungen, da sie dem Weiterschreiten der Erkrankung vielleicht doch hinderlich ist und jedenfalls nicht nur unschädlich, sondern günstig für den Allgemeinzustand ist. Vom gleichen Gesichtspunkt aus kann man noch Calcium oder Strontium geben.

Die Rezeptformeln sind folgende:

Phosphor
0,01
Olei iecoris Aselli
100,0
täglich 1 bis 2 Eßlöffel

Phosphor
Strychnini nitrici
āā 0,02
Bolus alb. qu. s. ut f.
pilul. No. XL
2mal täglich 1 Pille

Calcii lactici tabl. à 0,50
3mal täglich 1 Tablette
oder
Calcii chlorat.
20,0 : 300,0
2mal täglich 1 Eßlöffel
oder
Strontii bromat.
10,0 bis 15,0 : 300,0
2mal täglich 1 Eßlöffel

Im Sommer wird man zweckmäßig keinen Lebertran, sondern eines der zahlreichen Ersatzpräparate, am besten aber die Pillen geben.

Bei schweren Arthropathien des Sprunggelenkes käme eventuell die Amputation im unteren Drittel des Unterschenkels in Betracht. Die Operation ist aber, falls sie nicht durch irgendeine Komplikation notwendig wird, nach Möglichkeit zu vermeiden, da auch nichtataktische Fälle beim Liegen nach der Operation ataktisch werden können und der Ataktiker mit der besten Prothese sehr wenig anzufangen vermag. Noch schlimmer steht es diesbezüglich um höhere Amputationen, für die es wohl nie eine neurologische, sondern immer nur eine chirurgische Indikation geben kann, denn neurologisch sind diese Fälle eigentlich stets verloren. Man sieht sogar häufiger bei Spontanfrakturen des Collum femoris, wenn sich das verkürzte Bein seine neue Artikulation auf dem Teller des Hüftbeins schafft, bei Ausgleichung der Verkürzung durch eine entsprechende Sohlenprothese noch einen günstigeren Erfolg als bei den operierten Fällen und wird immer wieder und wieder sehen, daß die Prothesen nach Amputation mehr Unannehmlichkeiten durch Dekubitus usw. machen als die scheußlichste Spontanfraktur, die ja doch, wenn auch in pathologischer Stellung, ausheilt und nur die Ausgleichung der Verkürzung erfordert.

Etwas häufiger als mit den Osteo-Arthropathien haben wir uns mit der Frage der Behandlung des Mal perforant zu befassen. Sehr häufig, besonders wenn die Zerstörungen nicht sehr tief greifen, genügt die Schonung des erkrankten Teiles, dessen exakter Schutz gegen äußere Schäden, vor allem gegen den Druck des Schuhes, besonders gegen den Druck der Sohle und der Schuhkappe. Sehr günstig wirkt gewöhnlich dabei die antiluetische Kur auf das Ulcus ein und besonders günstig wirken warme Fußbäder, in die im Verhältnis von etwa 1 bis 2:1000 Sublimat gegeben wird. Die Fußbäder sollen nicht reizend wirken, und ein darauffolgender Verband mit einer leicht desinfizierenden Salbe, etwa Dermatol (10%), wirkt als Schutz auch gegen Schuhdruck gut. Haben die Zerstörungen tiefer gegriffen, so kann sich die Heilung oft sehr lange hinausziehen. Schwerste Fälle machen auch chirurgische Hilfe bisweilen notwendig. Über die günstige Beeinflussung des Mal perforant durch lokale Sympathicusausschaltung im Sinne der Abschälung der Adventitia habe ich keine persönlichen Erfahrungen.

Eine der leider nicht seltenen und wohl furchtbarsten Erkrankungen im Verlaufe der Tabes ist die Atrophia optici.

Das pathologisch-anatomische Bild dieser Erkrankung erscheint noch nicht hinreichend geklärt. Es ist auch nicht so ganz sicher, ob es immer ein und dasselbe organische Substrat ist, das der Erkrankung zugrunde liegt. Jedenfalls haben wir es mit einer Krankheitserscheinung zu tun, die wie kaum eine andere das rascheste Eingreifen erfordert, die schleunigste Inaktivierung der Lues notwendig macht. Denn, wenn es auch bis jetzt nicht gelungen ist, Spirochaeten in den Opticusfasern selbst nachzuweisen, so besteht für uns doch kein Zweifel darüber, daß das typische Bild der sogenannten genuinen Opticusatrophie eine der Tabes als solcher zukommende Krankheitserscheinung ist, also eine Form der luetischen Erkrankung des Nervensystems darstellt. Bezüglich der Behandlung kann ich mich an dieser Stelle ziemlich kurz fassen. Tut es not, eine luogene Erkrankung rasch zum Stillstand zu bringen, so kommen überhaupt nur zwei Behandlungsmethoden in Betracht: die kombinierte endolumbal-intravenöse Salvarsanbehandlung oder die Malariatherapie. Was die letztere anbelangt, so besteht kein Zweifel darüber, daß sie, wenn sie ohne augenblickliche Schädigung der Sehverhältnisse vertragen wird, ganz außerordentlich geeignet ist, die Lues rasch zu inaktivieren. Es sind ja auch bereits günstig verlaufende derartige Fälle vorgekommen. Im allgemeinen sehen wir aber, daß gerade Fieber auf den tabischen Prozeß am Nervus opticus nicht günstig einwirkt. Es ist daher, meiner Meinung nach, ein kaum zu verantwortendes Risiko, die tabische Opticusatrophie mit Malaria zu behandeln. Was die erwähnte Salvarsanbehandlung anbelangt, so habe ich davon schon eine Reihe ganz ausgezeichneter Erfolge gesehen, die jetzt bereits auf zehn Jahre zurückreichen. Dabei bietet diese Therapie keinerlei Gefahren für den Opticus, und ich habe bereits 31 so weit gehende Besserungen gesehen, daß wir, wie ich glaube, wenigstens solange wir nicht etwas bei gleicher Gefahrlosigkeit Besseres haben, schon bei dieser Therapie bleiben sollen. Eine gleichzeitige Fiebertherapie halte ich für falsch, da die Opticuserkrankung auf jede Fiebertherapie mit einer Verschlechterung von Visus- und Perimeterbefund zu reagieren pflegt und sich diese Reaktionserscheinungen nur langsam und unvollständig rückzubilden pflegen. Die Frage der Behandlung mit Quecksilber wird verschieden beantwortet. Es verdient besondere Beachtung, daß Ernst Fuchs sich der Quecksilberbehandlung dieser Fälle gegenüber eher ablehnend verhält. Ich persönlich habe bis jetzt nicht die Überzeugung einer sicheren Schädigung durch die Behandlung mit Hg gewinnen können, glaube aber, daß man seit der Wismutbehandlung, die dem Opticus sicher nicht schädlich ist, auf die Quecksilberbehandlung um so ruhiger verzichten kann. Unsere therapeutischen Aussichten werden um so günstigere sein, je früher wir dem Übel begegnen können, das heißt je geringere Defekte der Augenhintergrund, der Perimeter- und der Visusbefund noch aufzuweisen haben. Es ist daher jeder Tabesfall hinsichtlich seiner diesbezüglichen Verhältnisse zu untersuchen, ohne zu warten, bis der Kranke selbst sich irgendeines Sehdefektes bewußt wird. Die andere prognostisch wichtige Frage wird die nach der mehr oder weniger hohen Aktivität der Lues sein, eine Frage, über die uns der Liquorbefund sicheren Aufschluß zu geben vermag. Jedenfalls bringen unsere heutigen antiluetischen Behandlungsmethoden die Möglichkeit einer so raschen Inaktivierung der Lues, daß ein noch halbwegs okulistisch günstig liegender Fall für die Behandlung aussichtsreich ist. Es ist dabei hervorzuheben, daß diese Fälle, wenn sie erst einmal wirklich inaktiviert sind, sich auch weiter spontan zu bessern pflegen, so daß selbst nach zwei bis drei Jahren noch günstige Fortschritte bei Visus und Perimeter festgestellt werden können. Es erscheint damit eine der schwersten Komplikationen der tabischen Erkrankung in ihrer früher absolut infausten Prognose wesentlich günstig beeinflußt.

Bezüglich der analogen Erkrankung am Nervus cochlearis sind unsere Erfahrungen zur Zeit noch zu geringe, als daß wir von einer Therapie der Atrophia nervi acustici jetzt bereits sprechen könnten.

Was die symptomatische Behandlung der zerebrospinalen Lues anbelangt, so deckt sich diese bezüglich der Hemiplegie und der Paraparesen mit der symptomatischen Behandlung dieser Krankheitserscheinungen anderer Aetiologie und wird mit diesen zusammen besprochen werden (s. S. 97 und S. 90).

Zehnte Vorlesung

Liquor cerebrospinalis. Lumbalpunktion. Endolumbale Therapie

Ich habe wiederholt gelegentlich Indikationsstellung und Prognose auf den Befund des Liquor cerebrospinalis hingewiesen, so daß es schließlich angebracht scheint, wenn wir uns mit dieser Materie im Zusammenhang beschäftigen.

Um das, was uns der Liquor cerebrospinalis lehrt, was er uns lehren und was er uns nicht lehren kann, zu begreifen, müssen wir uns daran erinnern, daß er das Produkt der Plexus chorioidei und der Meningen ist und daß seine Beschaffenheit uns zunächst nur über das Verhalten seiner Ursprungsorgane wird Aufschluß geben können. Wenn wir trotzdem gelegentlich, und zwar recht häufig, daran gehen, aus der pathologischen Liquorbeschaffenheit auf Erkrankungen nicht nur des Plexus und der Meningen, sondern auch des nervösen Parenchyms zu schließen, so müssen wir uns von vornherein darüber klar sein, daß ein derartiger Schluß nur bei genauester Kenntnis sowohl der klinischen Krankheitsbilder als der Beschaffenheit des normalen und pathologischen Liquors gestattet ist. Jedenfalls sind wir aber, und daran wollen wir im folgenden immer, auch wenn das nicht ausdrücklich wieder erwähnt wird, festhalten, nur dann, einzig und allein **nur** dann berechtigt, vorhandene Liquorveränderungen auf Erkrankungen des nervösen Parenchyms zu beziehen, wenn wir auch klinisch eine Erkrankung desselben mit Sicherheit nachzuweisen vermögen. Wir werden im folgenden sehen, daß diese Reservatio mentalis sehr notwendig ist.

Die Durchführung der Lumbalpunktion geschieht folgendermaßen: Der Patient wird entweder im Bette oder auf dem Operationstisch auf seine linke Seite gelegt. Er zieht die Knie so weit wie möglich an den Leib und senkt den Kopf so tief er kann gegen die Brust. Eine von einer Crista ossis ilei über den Rücken zu der der Gegenseite gelegte Verbindungslinie trifft die Wirbelsäule etwa in der Höhe des zweiten Lendenwirbels. In dem darüber oder darunter gelegenen Raume zwischen den Wirbeldornen ist zu punktieren. Zu diesem Zwecke wird diese Partie zuerst mit Alkohol gewaschen, dann mit Jodtinktur bestrichen. Stärkere Behaarung ist natürlich vorher zu entfernen. Man tastet dann den oben erwähnten Wirbeldorn und sticht, nachdem man sich noch mit einem Blick überzeugt hat, daß der Kranke richtig liegt, vollkommen in der Mittellinie, vollkommen sagittal und so ein, daß die Nadel auch in der Richtung von kranial- zu kaudalwärts mit der Oberfläche des Rückens einen rechten Winkel bildet.

Man wählt die Lumbalnadel nicht zu dünn, weil sehr dünne Nadeln leicht beim Durchdringen der verschiedenen Schichten die Richtung ändern, ohne daß sich das in der Lage der Nadel außerhalb des Körpers auswirkt. Die Nadel wird zum Einstich voll in die Hand genommen, da so der Hautstich — der einzige Moment eines geringen Schmerzes — viel rascher und präziser gemacht werden kann und die die Nadel nur seitlich fixierenden Finger viel feiner jede Widerstandsänderung beim Vordringen der Nadel registrieren, als wenn man, wie dies manchmal vorkommt, die Nadel nur zwischen die Finger nimmt und die Nadel so fixierend den Hautstich macht, wobei die fest angepreßten Finger selbstredend von ihrer feinen Empfindlichkeit verlieren müssen. Es wird ja auch keinem Menschen einfallen, beim Sondieren die Sonde fest zwischen die Finger zu pressen, sondern man wird sie möglichst fein und locker halten. Man schiebt die Nadel so mit der inneren Handfräche durch das Ligamentum apicum vor, fühlt dann den Widerstand bedeutend nachlassen und gelangt bei vollkommen geradem Vorschieben der Nadel in einer Tiefe von 6 bis 8 cm neuerdings auf einen leichten Widerstand, die Dura, deren Durchstoßen keiner Anstrengung bedarf. Dann fühlt man, daß die Spitze der Lumbalnadel frei ist, zieht den Mandrin heraus und der Liquor läuft ab.

Bei Ekzem oder Furunkulose, ebenso bei Follikulitiden ist die Lumbalpunktion kontraindiziert, wenn das Punktionsterrain oder seine Umgebung von den Erkrankungen befallen ist. Ebenso soll bei Tumoren der hinteren Schädelgrube nicht punktiert werden, da unglückliche Zufälle durch Hineinsaugen der Medulla oblongata in das Foramen occipitale dabei beschrieben worden sind. Sonst gibt es eigentlich keine Kontraindikation.

Die Punktion ist immer im Liegen auszuführen; nur wenn es z. B. zu einer Verletzung der inneren Venenplexus der Wirbel kommt, und dem Liquor Blut beigemischt wird, tut man gut, den Patienten aufzusetzen und rasch einen Wirbel höher nochmals zu punktieren, um so reinen Liquor zu gewinnen, ehe aus den tieferen Abschnitten Blut auch in den darüber befindlichen Liquor tritt. Sitzend zu punktieren ist eventuell bei sehr fetten Patienten, bei denen das stark entwickelte Bauchfett das Hinaufziehen der Knie im Liegen nicht gestattet. Mit einiger Übung wird man gewöhnlich auch diese Fälle im Liegen punktieren können, obwohl bei ihnen das Abtasten der Wirbelsäule manchmal unmöglich wird. Man tut in diesen Fällen gut, nur auf die Verbindungslinie der Crena ani und der Vertebra prominens zu achten und nicht auf die anscheinend durch das Ligamentum apicum markierte, in Wirklichkeit aber durch das Fett gegen die Unterlage abweichende Rückenmittellinie. Gar keine Schwierigkeiten hat gewöhnlich das Punktieren bei Scoliosen oder Kypho-Scoliosen, da der unterste Teil der Wirbelsäule über dem Os sacrum gewöhnlich schon ganz gerade ist und man, wenn man etwas tiefer als gewöhnlich punktiert, unschwer das Duralrohr erreicht. Man wird nur manchmal noch die Drehung der Wirbelsäule um ihre Vertikalachse ins Kalkül ziehen müssen, was aber, wenn man sich die Wirbelsäule vorher genau ansieht, kaum eine Schwierigkeit hat.

Unmittelbar nach gelungener Punktion hätten wir den Liquordruck zu messen, zu dessen Bestimmung eine Reihe von Apparaten und Nadeln konstruiert worden ist, denen allen eine gemeinsame Eigenschaft anhaftet, nämlich die, daß die gröbsten Fehlerquellen bei der Druckbestimmung leider noch nicht vermieden werden können. Daher auch die Tatsache, daß für die Grenzen des Liquordruckes die Zahlen 110 und 200 mm Wasser angegeben werden, Zahlen, die sich fast wie 1:2 verhalten. Es genügt daher im allgemeinen zu bestimmen, wie rasch in den meisten Fällen durch die gewohnte Nadel der Liquor abläuft. Gewöhnlich läuft er rasch und in großen Tropfen ab, andernfalls wird man sich zunächst davon zu überzeugen suchen, ob nicht eine vorlagernde Nervenwurzel den Liquorabfluß behindert, was sich durch leicht drehende Bewegung an der Nadel bald feststellen läßt, oder man wird, wenn dieses Verfahren den Ablauf des Liquors nicht beschleunigt, durch willkürliche Erhöhung des Liquordruckes, indem man den Patienten stärker den Kopf auf die Brust neigen oder ihn pressen läßt oder indem man die Venae jugulares am Halse komprimiert, sich darüber zu orientieren suchen, ob kein Abflußhindernis in der Punktionsnadel selbst vorliegt. Zeigen die unternommenen Versuche bei langsam abfließendem Liquor das Fehlen der erwähnten mechanischen Abflußhindernisse an, so wird man wohl mit Recht auf eine Druckherabsetzung schließen dürfen. Umgekehrt werden wir bei sehr raschem Abfließen des Liquors und besonders wenn der Liquor im Strahl abspritzt, vorausgesetzt, daß der Patient nicht gepreßt hat, eine Drucksteigerung annehmen dürfen. Eine genauere Untersuchung des Druckes erfordern lediglich die Fälle von Tumor medullae spinalis.

Ich habe früher die Möglichkeit der Liquordruckerhöhung durch Kompression der Venae jugulares erwähnt. Der Mechanismus dieses Vorganges ist ein ziemlich einfacher. Durch Jugularkompression wird der Abfluß des Blutes aus der Schädelhöhle behindert. Der dadurch im Schädelinnern steigende Druck pflanzt sich auf das Duralrohr fort. Ist nun im Wirbelkanal ein raumbeschränkender Prozeß vorhanden, der die freie Liquorbewegung im Duralrohr stört, so wird die durch die Jugularkompression geschaffene endokranielle Drucksteigerung sich nicht über das Hindernis nach unten fortpflanzen können, und der bei der Punktion bestimmte Druck wird sich trotz der Jugularkompression nicht erhöhen. Dieses für raumbeschränkende Prozesse im Wirbelkanal (Tumoren, breite Verklebungen der Meningen, Wirbelerkrankungen) sehr wichtige Symptom bezeichnen wir nach seinem ersten Beschreiber als Queckenstedtsches Symptom.

Wenn wir nun nach genauer oder approximativer Bestimmung des Liquordrucks den abfließenden Liquor in Röhrchen auffangen, so haben wir zunächst seine Farbe zu beachten. Die Farbe des normalen Liquors ist vollkommen wasserhell, der Liquor vollkommen durchsichtig.

Bisweilen finden sich blutige Beimengungen im Liquor, meistens artifiziell, durch Anstechen eines kleinen Gefäßes oder der intravertebralen Venenplexus, entstanden. Wird dieser Liquor sofort zentrifugiert, so sammelt sich das frische Blut in der Kuppe des Röhrchens, und der Liquor steht vollkommen klar darüber ab. Bleibt der Liquor trotz sofortiger Zentrifugierung mehr oder weniger gelb gefärbt, so ist die blutige Beimengung nicht als artifiziell, sondern als Ausdruck eines pathologischen Prozesses (meningeale Blutungen, Durchbruch einer parenchymatösen Blutung in den Ventrikel, den Aquaeduct oder den Subduralraum) zu werten.

Fließt der Liquor ohne sichtbare Blutbeimengung gelb und vollkommen klar ab, so bezeichnen wir diese Erscheinung als Xanthochromie des Liquors und wissen, daß dieser Befund, der wahrscheinlich auch auf Eintreten von Blutfarbstoff in den Liquor zurückzuführen ist, am häufigsten wieder bei raumbeschränkenden Prozessen im Vertebralrohr vorkommt. Beimengung von Eiter zum Liquor, wie bei den purulenten Meningitiden, trübt die Durchsichtigkeit des Liquors und verleiht ihm bei größeren Mengen einen leichten Stich ins Gelbe. Derartige Liquores zeigen beim Abstehen gewöhnlich bei eintretender Klärung des Liquors die Bildung von röhren- und fetzenförmigen Gerinnseln, während bei tuberkulöser Meningitis der auch ursprünglich klare Liquor ein feines, fadenförmiges, von Ungeübten infolge der Glanzlichter der Eprouvette leicht zu übersehendes Gerinnsel (in dem Tuberkelbazillen färberisch am ehesten nachgewiesen werden können) aufweist. Es sei bei dieser Gelegenheit erwähnt, daß diese früher für eindeutig gehaltene Gerinnselform auch, wenn auch selten, bisweilen bei seröser Meningitis vorkommen kann.

Die luetischen Meningitiden liefern ebenfalls bei klarem Liquor flocken- und fetzenförmige Gerinnsel. Erwähnenswert ist die bei xanthochromen Liquoren bisweilen beobachtete, von Froin so genannte Coagulation en masse, bei welcher der ganze Liquor innerhalb der Eprouvette zu einer gallertartigen Masse erstarrt.

Der Liquor cerebrospinalis besteht zu 99% aus Wasser. Das übrig bleibende 1% hat zu drei Vierteilen mineralische Bestandteile (der Hauptmasse nach NaCl) und das restierende Viertelprozent enthält diejenigen Bestandteile, die uns diagnostisch interessieren. Etwa 0,22 bis 0,25% sind Lezithin. Ungefähr die gleiche Menge enthält der normale Liquor an Eiweiß. Eine Verminderung dieser Gesamteiweißmenge ist für uns nicht pathognomonisch, stärkere Vermehrungen der Gesamteiweißmenge finden wir bei Meningitiden, die stärkste Vermehrung, selbst bis zu 1% und darüber, bei raumbeschränkenden Prozessen im Wirbelkanal. Außer dem Gesamteiweiß, das wir gewöhnlich durch HNO_3 in irgendeiner Form ausfällen, weisen wir im Liquor Globuline durch Ausfällung mit Ammonium sulfuricum nach und vermögen durch entsprechende Verdünnung der Ammonsulfatlösung auf 33% bzw. 28% aus den Gesamtglobulinen die Euglobuline, die für die Luesdiagnostik, bzw. die Fibrinoglobuline, die für die Meningitiden charakteristisch sind, zur Darstellung zu bringen.

Von besonderer Wichtigkeit erweisen sich für den Nachweis bestimmter Eiweißarten die Kolloidreaktionen des Liquor cerebrospinalis. Sie gehen von der Verwertung der sogenannten Goldzahl der Eiweißkörper aus. Vermischt man nämlich eine kolloidale Goldlösung in einem bestimmten Verhältnis mit einer schwachen Kochsalzlösung (ungefähr 4‰) und setzt dieser Mischung eine Eiweißlösung in wachsender Verdünnung zu, so kann man sehen, daß bei einer ganz bestimmten und für die betreffende Eiweißlösung charakteristischen Verdünnung eine optimale Ausfällung der Goldlösung eintritt. Die so gewonnene Verdünnungszahl, durch welche die Eiweißlösung individuell bestimmt erscheint, nennt man die Goldzahl der betreffenden Eiweißlösung.

Versetzt man nun das Goldsol-Kochsalz-Gemisch mit Liquor, so sieht man bei normalem Liquor keine oder fast keine Ausfällung der Lösung. Bei luetischen Liquores sieht man eine optimale Ausfällung, etwa bei einer Liquorverdünnung von 1 : 80, bei meningitischen Liquores eine solche bei Verdünnungen von 1 : 640 und darüber.

Trägt man den Grad der Verdünnung auf die Abszissen-, den Grad der Ausfällung auf die Ordinatenachse eines Koordinatensystems auf, so lassen sich die gewonnenen Resultate graphisch darstellen. Man hat die bei luetischen Liquores so gewonnenen Kurven je nach dem Grade der Ausfällung als Paralysen-, Tabes- und Lueskurven bezeichnet, eine Bezeichnung, die geeignet ist, ein keineswegs gesichertes Urteil zu präjudizieren: denn die als Paralysekurve bezeichnete starke Ausfällung der Goldlösung ist keineswegs für Paralyse charakteristisch, sondern ist lediglich bezeichnend für hoch aktive Prozesse von Spirochaeten- und verwandten Erkrankungen und findet sich ebenso wie bei Paralyse auch bei florider Tabes, bei Lues cerebrospinalis, bei floriden luetischen Prozessen der Frühperiode, bei Trypanosomiasis, bei multipler Sklerose und auch bei Lepra.

Anderseits sehen wir bei mild verlaufenden und bei schon behandelten Paralysen auch die mit ebensowenig Berechtigung als solche bezeichneten Lues- und Tabeskurven auftreten. Neben der von Lange eingeführten Goldsolreaktion hat die von Emmanuel eingeführte Mastixreaktion, die allerdings erst durch die Modifikation von Jacobsthal und Kafka gebrauchsmöglich wurde, eine wichtige Bereicherung unserer Liquordiagnostik geschaffen. Andere kolloidale Lösungen vermochten sich bis jetzt nicht zu behaupten. Außer den genannten organischen Stoffen findet sich im Liquor noch eine große Menge von Zucker (0,5 bis 0,75‰). Die quantitative Bestimmung des Zuckers im Liquor hat für unsere diagnostischen Zwecke nicht allzuviel Bedeutung. Wir wissen zwar, daß die Zuckermenge bei Meningitiden, besonders bei den tuberkulösen, fast bis zum Verschwinden reduziert sein kann, und daß bei der Encephalitis epidemica eine beträchtliche Erhöhung der Zuckermenge eintritt. Praktisch kommt das für uns deshalb kaum in Betracht, weil die Differentialdiagnose, auch wenn sie einmal klinisch nicht zu machen wäre, durch das Vorhandensein der bei Meningitis im Liquor wohl nie fehlenden Gerinnselbildung einfacher zu stellen ist.

Von besonderer Wichtigkeit ist für uns das Studium der zelligen Elemente des Liquors. Normalerweise findet sich in jedem Liquor eine Zahl von Lymphozyten, deren Größe zwischen 5 und 13 μ schwankt. Gewöhnlich sind die im Liquor vorkommenden Lymphozyten von annähernd gleicher Größe. Das gleichzeitige Vorkommen von stark verschieden großen Lymphozyten scheint mir für das Vorhandensein eines im An- oder Abstieg befindlichen Prozesses charakteristisch. Als Normalzahl der Lymphozyten wird derzeit die Zahl 5 in 1 mm^2 angenommen, eine Zahl, die aber bereits die alleroberste Grenze des Normalen darstellt. Beträchtliche Erhöhung der Lymphozytenzahl findet sich unter den nervösen Erkrankungen bei der Tabes, Paralyse, den akuten Fällen von multipler Sklerose, Encephalitis, Myelitis, ganz außerordentliche Erhöhung, auch weit über 1000, findet sich nach einem paralytischen Anfall, bei den Meningitiden, bei der Trypanosomiasis und bei der Lepra. Eine beträchtliche Herabsetzung der Zahl bis zum völligen Schwinden der Lymphozyten findet sich wieder bei raumbeschränkenden Prozessen im Wirbelrohr, so daß wir diese durch das sogenannte Kompressionsyndrom (Lymphozytenarmut, höchste Eiweißwerte, Queckenstedtsches Symptom und eventuell Xanthochromie des Liquors) eindeutig bestimmen können. Niemals bei luetischer, in geringer Menge bei der tuberkulösen und in großen Mengen bei den purulenten Meningitiden kommen polynukleäre Leukozyten im Liquor vor. Auch andere Zellformen des Blutbildes können sich bisweilen im Liquor finden. Der Nachweis pathogener Bakterien in den Gerinnseln oder im Sediment gelingt nicht so selten.

Die Untersuchungsreihe des Liquors wäre unvollständig, wenn wir nicht noch der Wassermannreaktion (Wa.R.) oder ihrer Ersatzreaktionen gedenken wollten, ohne daß wir ihr jene Bedeutung zuschreiben dürfen, die ihr von syphilidologischer Seite eingeräumt wird. Wir wissen zwar, daß wir positive Wa.R. in allen Fällen von unbehandelter Paralyse und in dem weitaus größeren Teil der Fälle von Tabes und cerebrospinaler Lues finden, wir wissen aber auch, daß die Wa.R. in einem nicht geringen Teil der Fälle von multipler Sklerose, in allen Fällen von Trypanosomiasis und auch bei Lepra nervosa positiv ist. Auch wird der Liquor seropositiver Luetiker auf die Dauer interkurrenter, nichtluetischer Meningitiden positiv, um nach Abheilung der Meningitis wieder negativ zu werden. Es handelt sich dabei offenbar um eine pathologische Durchlässigkeit der erkrankten Meningen für die Lues-Reagine.

Es entsteht nun die Frage: Unter welchen Umständen kommt es zu einem pathologischen Liquorbefund? Zu einer pathologischen Reaktion des Liquors kommt es bei jeder akuten pathologischen Veränderung im Körper. Ich betone ausdrücklich den Umstand, daß jede akute Veränderung im Körper, nicht etwa nur im Zentralnervensystem, pathologische Reaktionen des Liquors hervorbringen kann. So kann man beim Ausbruch eines Masern- oder Scharlachexanthems, weniger intensiv bei der Eruption eines luetischen Exanthems, ebenso wie bei der Encephalitis, pathologische Veränderungen im Liquor wahrnehmen. Unter den pathologischen Veränderungen steht die Pleozytose an erster Stelle.

Anderseits sehen wir das Fehlen jeder pathologischen Liquorreaktion bei ruhenden oder langsam fortschreitenden pathologischen Prozessen des zentralen Nervensystems, ganz ebenso wie bei solchen des übrigen Körpers. Wir können bei Tumor cerebri ebenso wie bei chronischer Encephalitis und Myelitis, bei ruhender oder langsam fortschreitender Tabes ebenso negative Liquorbefunde haben wie bei irgendeiner chronischen Erkrankung des übrigen Körpers.

Es wird nunmehr der früher formierte Leitsatz begreiflich, daß wir einen pathologischen Liquorbefund nur dann auf das nervöse Parenchym beziehen dürfen, wenn wir auch klinische Ausfallerscheinungen desselben nachzuweisen vermögen, und es wäre dieser Satz noch dahin zu erweitern, daß ein Fehlen pathologischer Liquorreaktionen das Vorhandensein eines pathologischen Prozesses im Nervensystem nicht ausschließt. Wenden wir diese Erkenntnis auf die Praxis an, so ergibt sich, daß wir Liquorbefunde nur dann mit einiger Sicherheit verwenden können, wenn wir irgendeine Veränderung im Körper außerhalb des Nervensystems zu vermeiden vermögen, das heißt Liquorbefunde, die z. B. während oder unmittelbar nach einer eingreifenden antiluetischen Kur erhoben werden, haben für uns deshalb keinen Wert, weil wir wissen, daß der Liquor schon auf jede stärkere Salvarsaninjektion mit einer vorübergehenden Pleozytose reagiert. Gewöhnlich wird dieses Stadium nach seinem Abklingen durch eine ebenfalls rasch vorübergehende Zellarmut abgelöst, so daß die einzelne Punktion nur ein momentanes, nicht zu diagnostischen, prognostischen oder therapeutischen Schlüssen verwertbares Ergebnis liefert.

Anders steht es mit dem Vergleiche des Ausgangsbefundes vor Einleitung der Therapie mit einem mindestens drei Monate nach Abschluß jedes therapeutischen Verfahrens und auch bei sonst ruhendem Organismus erhobenen Befund. Überhaupt müssen wir bei chronisch intermittierend, bei in Nachschüben verlaufenden Erkrankungen uns darüber klar sein, daß der einmalige Liquorbefund uns immer nur ein Augenblicksbild des Zustandes liefert und daß bei derartigen Erkrankungen ein negativer Liquorbefund uns nur die augenblickliche Inaktivität, aber nicht die Heilung des Prozesses zu dokumentieren vermag.

Daraus geht klar hervor, daß z. B. die Lumbalpunktion für die Erteilung des Ehekonsenses bei Luetikern nur insoferne von Bedeutung ist, als durch einen negativen Ausfall die derzeitige Inaktivität der Lues angezeigt und damit die Wahrscheinlichkeit einer Infektionsgefahr für Gatten und Deszendenz für die nächste Zeit beträchtlich verringert ist. Eine Versicherung gegen eine spätere Erkrankung an Neurolues stellt aber ein derartiger Befund keineswegs dar.

Ich habe früher als Zeichen der Aktivität eines Prozesses das Vorhandensein einer Pleozytose angeführt und diese spricht auch viel mehr für die Aktivität eines luetischen Prozesses als ein etwa vorhandener positiver Wassermann, denn wir sehen recht häufig positive Wa.R. jahrelang bestehen, ohne daß es zu Erkrankungen des nervösen Parenchyms kommen müßte. Selbstverständlich aber verdienen derartige Fälle besondere Aufmerksamkeit. Ich verfüge über einen Fall von positivem Liquor und andauernd negativem Nervenbefund seit 15 Jahren, ohne daß sich trotz Unterbleibens jeder Therapie das Geringste geändert hätte. Fälle kürzerer Dauer habe ich bereits in größerer Zahl gesehen. Überhaupt ist uns der Zeitpunkt, zu welchem wir auch bei negativem Liquorbefund nicht nur mit einer augenblicklichen Inaktivität, sondern mit einem Erlöschen des luetischen Prozesses zu rechnen haben, vorläufig noch unbekannt. Fälle, wo der bis dahin negative Liquorbefund plötzlich positiv wurde und innerhalb eines Jahres sich das Krankheitsbild einer Paralyse entwickelte, sind mir bis in das 13. Jahr nach der luetischen Infektion bekannt. Es ist wohl nicht zu bezweifeln, daß der entsprechende Zeitpunkt für die Tabes noch beträchtlich später anzunehmen wäre. Wie bekannt, wird von syphilidologischer Seite gerade in letzter Zeit ein ganz anderer Standpunkt angenommen. Nun ist aber der Liquor cerebrospinalis und die Auslegung seiner Befunde eine neurologische Angelegenheit, und es kann wohl in der Liquordiagnostik auch nur einen maßgebenden Standpunkt geben und das ist der neurologische. Denn wenn auch die Liquoruntersuchung der Frühperiode der Lues gewiß von hohem wissenschaftlichen Interesse ist, so hat sie ihre größere Bedeutung doch immer nur im Hinblick auf die mögliche Auswirkung der luetischen Erkrankung auf das Nervensystem.

Was ich bezüglich des Liquors hier angeführt habe, ist selbstverständlich nur eine ganz kurze Übersicht. Ich glaube aber, daß dies zum Verständnis unserer therapeutischen Entscheidungen genügen dürfte.

Die Lumbalpunktion führe ich derzeit nur selten mehr aus, ohne sie gelegentlich zu einer endolumbalen Salvarsaninjektion zu benützen. Diese schadet niemals, ist sehr leicht zu machen und ermöglicht dadurch, daß sie die Permeabilität der Plexus chorioidei anbahnt, die spätere Durchführung der Behandlung nach dem angeführten Schema (s. S. 74). Zeigt dagegen die Liquoruntersuchung, daß die Notwendigkeit einer antiluetischen Behandlung nicht besteht, so wird einfach keine weitere intravenöse Injektion gemacht, der für alle Fälle durch die endolumbale Injektion gesicherte Vorteil der Permeabilität der Meningen, bzw. der Plexus chorioidei nicht weiter ausgenützt. Die Durchführung der endolumbalen Salvarsaninjektion geschieht folgendermaßen:

Man kocht aus: die Lumbalnadel, eine 1 cm³-Spritze, 2 Uhrschälchen, einen Gummischlauch mit einem Lumen von etwa 2 mm Durchmesser und 20 bis 25 cm Länge, ferner einen etwa 60 bis 80 cm³ fassenden Glaszylinder mit einem Lumen von 4 bis 5 cm, der unten mit einem Konus versehen ist, über den das Gummirohr leicht gezogen werden kann, eine nicht zu enge Glaskappe für das obere Zylinderende und einen Ansatzkonus, der eine einerseits leicht in das untere Ende des Gummirohrs einzupassende Olive besitzt, anderseits fest und lückenlos in das Lumen der Lumbalnadel paßt.

Es wird nun 0,15 Neo-Salvarsan in 10 cm³ Wasser oder NaCl-Lösung aufgelöst, man hat also auf Alt-Salvarsan umgerechnet nunmehr eine Verdünnung von 1 : 100 vor sich, nimmt davon 0,10 in die Spritze und zieht 0,9 Wasser oder Kochsalzlösung nach und hat nun die Verdünnung von 1 : 1000. Die Spritze enthält also jetzt 1 mg Salvarsan (alt!). Das Nachziehen des Wassers in die Spritze ist natürlich kein unbedingtes Erfordernis, doch ist die Menge 0,1 etwas unhandlich, es kann auch leicht etwas in der Spritze zurückbleiben oder vorher ablaufen, während bei der Verdünnung eine eventuelle geringe Abweichung vom vollen Spritzeninhalt nicht weiter ins Gewicht fällt. Hat man die Dosis so abgemessen, Kolben, Deckel, Schlauch und Ansatz zusammengestellt, und vorsichtshalber, um eventuell vorhandenen Kesselstein sicher zu entfernen und zugleich die tadellose Durchgängigkeit des Systems zu erproben mit sterilem Wasser oder NaCl-Lösung durchgespült, so macht man die Lumbalpunktion in normaler Weise, nimmt zu Untersuchungszwecken Liquor ab, soviel man braucht, und setzt dann den Konus des Ansatzes fest in die Lumbalnadel. Der Schlauch wird dann ganz wenig nach oben gerichtet, fast völlig in der Horizontalen gestreckt, der gedeckte Kolben etwas aufgerichtet und das Eintreten des Liquors, der so leicht alle Luft im Schlauch verdrängt, in den Zylinder abgewartet. Nunmehr übergibt man den Kolben, ihn senkend, dem Assistenten, spritzt die Salvarsandosis bei gelüfteter Zylinderklappe rasch in den sofort wieder zu verschließenden Zylinder und läßt nun den Liquor weiter in den gesenkten Zylinder einlaufen, bis der Patient, der zwischendurch öfters zu befragen ist, ob er Kopfschmerzen habe, über Druck im Nacken, in den Augen oder über Kopfschmerzen klagt, und läßt dann durch Heben des Zylinders das Liquor-Salvarsangemisch durch die Nadel wieder in den Duralsack einlaufen. Zur möglichsten Druckherabsetzung läßt man den Patienten am Schlusse möglichst tief inspirieren, und zieht den geknickten Schlauch fest an die Lumbalnadel drückend (zur Verhinderung des Einlaufens des Liquorrestes in den Stichkanal), diese heraus. Der Patient dreht sich, wobei man ihm behilflich ist, in die Bauchlage, eine eventuell leichte Blutung aus dem Stichkanal, wie sie bei beleibteren Kranken sehr häufig ist, wird durch sterile Kompression gestillt und die Stichwunde mit Jodkollodium geschlossen. Der Kranke bleibt nun durch 48 Stunden zu Bette. Er darf sich während dieser Zeit auf die Seite drehen, aber nicht aufsetzen. Innerhalb dieser 48 Stunden muß der Liquorbefund in allen Qualitäten festgestellt und müssen unsere Beschlüsse bezüglich der weiteren Behandlung gefaßt sein. Will man sehr vorsichtig sein, so injiziert man trotz genauest beobachteter Asepsis bei der endolumbalen Injektion dem Patienten noch mindestens 10 Millionen polyvalenter Staphylokokkenvaccine intravenös. Die Staphylokokkenvaccine wirkt ja nach den Angaben von Gerstmann, von deren Richtigkeit ich mich wiederholt überzeugen konnte, bei purulenten Meningitiden heilend. Es wird also der Möglichkeit einer traumatischen Meningitis damit der Riegel vorgeschoben in jenen Fällen, in denen man seiner Asepsis aus äußeren Gründen nicht so ganz sicher sein kann. Da ich jetzt stets sofort bei der Lumbalpunktion bzw. bei der endolumbalen Behandlung, einen Tropfen des ausfließenden Liquors in Pandyscher Lösung auffange, ist sehr leicht sofort die pathologische oder normale Beschaffenheit des Liquors festzustellen. Bei hochpositiven Liquorbefunden pflege ich jetzt, um auch die Fieberkomponente zur Wegigmachung der Plexus chorioidei auszunützen, sofort nach Abschluß der endolumbalen Injektion 25 Millionen Keime der polyvalenten Staphylokokkenvaccine intravenös zu injizieren. Der Erfolg ist fast immer der einer mäßigen Fieberreaktion.

Zwischenfälle bei der endolumbalen Behandlung sind folgende: Blutig tingierter Liquor: dabei soll die endolumbale Injektion möglichst beschleunigt werden. Der Forderung von Berger, daß die Salvarsanverdünnung, die mit dem Nervensystem in Berührung kommt, nicht unter 1 : 10 000 sei, ist entsprochen, wenn die in den Kolben gebrachte Salvarsanmenge mit nur 9 cm^3 Liquor weiter verdünnt wird. Ist der Liquor irgendwie stärker blutig tingiert, so ist diese Verdünnung durch möglichst tiefes Senken des Zylinders so rasch wie möglich zu erreichen, damit nicht durch Gerinnung des Blutes in der Nadel, diese undurchgängig und das Rückfließen des Liquors unmöglich wird. In den anderen Fällen beträgt die erreichte Verdünnung gewöhnlich leicht zwischen 1 : 25 000 und 50 000.

Zur Vermeidung blutiger Tinktion ist besonderes Gewicht auf den tadellosen Schliff der Lumbalnadel zu legen, da Blut bei sonst tadelloser Punktion am ehesten in den Liquor gelangt, wenn die Dura nicht durchstochen, sondern durchrissen wird, wobei auch viel leichter die vordere Duralwand und die Plexus venosi intravertebrales mit verletzt werden. Bei Anfängern, die erst den Eingang in das Duralrohr durch Herumstechen im Gewebe suchen, werden blutige Liquores natürlich ziemlich häufig sein. Bei gutem Punktieren sind der mangelhafte Schliff der Nadel und eventuelle Bewegungen des Patienten der gewöhnlichste Grund.

Nach der endolumbalen Behandlung sind Schmerzen in den Beinen, ähnlich wie die lanzinierenden, besonders dann häufig, wenn die Salvarsanverdünnung eine geringe war. Es wirkt dann offenbar die Salvarsanlösung an sich erregend auf die hinteren Wurzeln. Diese Schmerzen dauern gewöhnlich nur 3 bis 4 Stunden an und können durch Antineuralgica leicht beherrscht werden. Sehr selten, immer nur dann, wenn der Patient sich aufsetzt, kommt es einmal zum Erbrechen nach der Injektion.

Wenn der Kranke nach 48 Stunden das Bett verläßt, so hat er bisweilen Kopfschmerzen. Diese sind bei negativen Liquores manchmal sehr heftig, schwinden aber beim Aufsuchen der Horizontalen sofort.

Auch Brechneigung kommt vor, auch Erbrechen. Die Patienten mit positiven Befunden haben gewönhlich keinerlei Beschwerden. Es dürfte das darauf zurückzuführen sein, daß bei negativen Befunden das durch die Punktion gesetzte Loch in der Dura bei aufrechter Stellung die Belastung durch den Liquor nicht verträgt, Liquor durchläßt und dadurch schließlich den Kopfschmerz, der meist ein qualvolles Ziehen im Nacken ist, auslöst. Bei positiven Liquores, die also meningeale Anzeichen bieten, verklebt das Duralrohr sehr rasch, so daß es nur selten zu Folgeerscheinungen kommt. Die horizontale Lage ist dagegen das beste Heilmittel. Zu versuchen ist noch das Trinken von physiologischer NaCl-Lösung, die angeblich die Liquorsekretion einschränkt.

Bezüglich der Notwendigkeit und der Wirkungsweise der endolumbalen Therapie wollen wir uns nunmehr kurz folgendes klarmachen: Der Gedanke, das wirksame Agens an das Zentralnervensystem heranzubringen, ist ein gewiß guter. Praktisch hat dieser Versuch jedoch insofern versagt, als wirksame Dosen in wirksamen Intervallen ohne mechanische oder chemische Schädigung nicht in den Duralsack eingebracht werden können. Anderseits aber ließen die Erfolge, die durch die endolumbale Salvarsaninjektion unleugbar zu erzielen waren, die Möglichkeit einer Beeinflussung durch kleinste in den Liquor gebrachte Arzneidosen wahrscheinlich erscheinen. Das, was die endolumbale Behandlung rätselhaft einerseits, unangenehm anderseits machte, war, daß die Erfolge durch minimalste Salvarsanmengen (0,00025 bis 0,001) erzielt werden konnten, und daß die Behandlung doch noch immerhin relativ lange fortgesetzt werden mußte, um eine Inaktivierung eines aktiven luetischen Prozesses zu erreichen. Im Hinblick auf diesen letzteren Umstand waren daher, wenn wir etwa die tabische Opticusatrophie zum Beispiel wählen, alle nach dem ophthalmologischen Befund vorgerückten, alle nach dem Liquorbefund hochaktiven Fälle von luetischer Opticus-Späterkrankung von praktisch guten Erfolgen von vornherein ausgeschlossen. Dieser letztere Umstand war natürlich an und für sich ganz dazu angetan, die Indikationsstellung für die endolumbale Therapie sehr einzuschränken. Anderseits aber waren die gewonnenen Resultate doch so günstige, daß es sich wohl der Mühe zu lohnen schien, über die merkwürdige Differenz zwischen Dosis und Wirkung ein wenig nachzudenken. Die interessante und wertvolle Arbeit von Hoff und Silberstein kam mir dabei zur Hilfe. Die Autoren weisen experimentell nach, daß die endolumbale Therapie im Sinne von Flexner und Amoss eine Schädigung der Plexus chorioidei und damit deren Durchlässigkeit für Salvarsan bedingt, und daß diese Schädigung durch etwa 60 Stunden anhält. Es war also klar, daß der eventuelle Wert der endolumbalen Therapie nicht in der Einbringung der minimalen Mengen von Salvarsan in den Liquor zu suchen war, sondern in dem Durchgängigwerden der Plexus chorioidei, vielleicht der Meningen für Arzneistoffe. Hatten Flexner und Amoss und nach ihnen Hoff und Silberstein diese Permeabilität mit intralumbaler Injektion von Pferdeserum erreicht, so war es klar, daß dasselbe auch mit intralumbaler Injektion von Salvarsan zu erreichen war, wenn die Dosis bis zu einer sicheren Reizdosis beim Menschen gesteigert würde. Ich hatte, wie ich seinerzeit ausführte, die reizlose Einverleibung von Salvarsan in den Duralsack für notwendig erkannt, weil die Einbringung von Reizdosen für die Fortführung der endolumbalen Therapie bei demselben Individuum durch Mobilisierung autochthoner Bakteriendepots ein Gefahrenmoment schaffen konnte.

Gelang die Durchgängigmachung der Meningen bzw. der Plexus chorioidei durch eine Reizdosis und die Erhaltung der Permeabilität durch Einverleibung von Reizstoffen, z. B. Salvarsan, auf intravenösem Wege, so konnte die einmalige Reizdosis keine Gefahr mehr bringen. Der Weg war also gegeben. An Stelle des Pferdeserums, dessen absolute Sterilität für die endolumbale Anwendung beim Menschen vielleicht nicht so ganz sicher war, konnte die Dosis von 0,001 Salvarsan, die ich aus früheren Beobachtungen bereits als sichere Reizdosis kannte, wenn sie ohne Vorbereitung durch geringere Dosen verabreicht wurde, gegeben werden. Die Permeabilität war also leicht zu erreichen; anders stand es um die Frage, ob innerhalb der nächsten 60 Stunden intravenös gegebenes Salvarsan die Permeabilität erhalten konnte und ob die Permeabilität durch innerhalb von 48 Stunden fortgesetzt intravenös einverleibte Salvarsandosen bis zum Kurschluß bewahrt werden konnte.

Es ist selbstverständlich unmöglich, beim Menschen diesbezüglich eine lückenlose Serienuntersuchung zu machen. Es kam mir aber bei der Durchführung der Therapie eine Untersuchungsreihe zustatten, die ich seinerzeit, allerdings zu ganz anderem Zwecke, angestellt hatte. Als ich infolge einiger Todesfälle in der ersten Endolumbalzeit die Fortführung dieser Therapie scheute und auf der Suche nach anderen Möglichkeiten für die Einführung wirksamer therapeutischer Agenzien in das Nervensystem selbst war, versuchte ich Jodnatrium intravenös als Schrittmacher für das Salvarsan zu verwenden. Wie ich damals publizierte, ohne Erfolg. Waren die normalen Salvarsanintervalle von fünf bis acht Tagen eingehalten, so konnte dieses niemals im Liquor nachgewiesen werden. Ich gab damals aber auch gehäufte kleine Dosen von Salvarsan, um die Abstände von der nach meiner damaligen Erwartung schrittmachenden Joddosis graduieren zu können. Dabei zeigte es sich, daß während der mit kurzen Intervallen applizierten Salvarsaninjektionen sehr häufig Salvarsan oder Arsen in kleinen Mengen im Liquor nachweisbar wurden, eine Erscheinung, die aber auch ohne Jodvorbereitung zu registrieren war. Ich hatte damals keine Erklärung für diese Tatsache, die ich später wieder vernachlässigte. Heute scheint mir die Erklärung nicht schwierig: das Salvarsan selbst bewirkt, in kurzen Intervallen gegeben, eine Plexusschädigung und ist imstande, sich den Weg ins Nervensystem zu bahnen, wenn die Darreichungsintervalle entsprechend gewählt werden. Die vorangeschickte endolumbale Plexusschädigung sorgt nur dafür, daß nicht allmählich, sondern vom ersten Male an das Heilmittel Eingang in das Nervensystem findet.

Von diesen Erwägungen ausgehend, führe ich jetzt die Therapie der Neurolues überhaupt so durch, daß ich an die erste Lumbalpunktion zwecks Liquoruntersuchung sofort die endolumbale Injektion von 0,001 Salvarsan anschließe. Die Injektion ist unter streng aseptischen Kautelen absolut unschädlich und bietet die Möglichkeit, nach 48 Stunden, innerhalb welcher das Resultat der Liquoruntersuchung ja bereits vollständig fertiggestellt ist, sofort die erste intravenöse Neo-Salvarsaninjektion zu verabfolgen. Es werden dann im ganzen 15 Injektionen von 0,3 Neo-Salvarsan in 48stündigen Intervallen gegeben.

Da für die hochaktiven Fälle eine vollkommene therapeutische Wirkung mit Salvarsan allein wohl nicht zu erwarten ist, werden die Injektionen entweder sofort mit Bismogenol kombiniert, das 2mal wöchentlich zu 2 cm³ (15mal) intramuskulär verabreicht wird, oder die 15 Neo-Salvarsaninjektionen in Mischspritze mit 1 cm³ Wismulen-Stroschein gegeben, der Rest von 15 cm³ Bismogenol intramuskulär in 7mal 2 cm³ und 1mal 1 cm³ einverleibt. Die ganze Kur dauert daher nur 7 Wochen, innerhalb welcher Zeit die Inaktivierung auch stärker aktiver Prozesse in etwa 8 Zehnteln der Fälle gelingt. Für die restierenden 2 Zehntel scheint es sich wohl um Prozesse zu handeln, bei denen die Permeabilität der Meningen aus irgendeinem Grunde aufgehoben wird. Es dürften das auch diejenigen Fälle sein, die der Fiebertherapie widerstehen. Übrigens glaube auch ich, wie Kurt Blum-Köln dies vor kurzem ausgeführt hat, daß die günstige Einwirkung der Fiebertherapie ebenfalls auf eine Wegigmachung der Meningen zurückzuführen sein dürfte, weshalb die gleichzeitige Anfieberung und Salvarsaneinverleibung eigentlich die ideale Forderung wäre. Dieser Forderung kann immer, außer bei der Malariatherapie, entsprochen werden, und wenn gerade diese bei Paralyse die günstigsten Resultate liefert, so ist das wohl auch nur darauf zurückzuführen, daß durch die Malariatherapie eine so schwere Schädigung der Plexus und der Meningen gesetzt wird, daß deren Permeabilität auch nach Ausschaltung des Fiebers durch lange Zeit erhalten bleibt.

Kommt es vor Abschluß der Salvarsantherapie dabei zu einem Undurchlässigwerden der Plexus chorioidei, so führt eben auch diese Therapie nicht zum Ziele.

Durch weitere Beobachtungen, die im Zuge sind, wird es wohl möglich sein, diejenigen Fälle zu bestimmen, bei denen eine vorzeitige Ausheilung der Plexus chorioidei zu befürchten ist, und diese Fälle werden dann vielleicht einer gleichzeitigen Einverleibung eines Fiebermittels mit dem Salvarsan (Vaccineurin oder Typhusimpfstoff intravenös) nicht widerstehen können. Die Einverleibung kann dabei, wie ich dies schon seit mehr als Jahresfrist bei multipler Sklerose mache, ohne weiteres in Mischspritze 2mal wöchentlich erfolgen, während an den übrigen Tagen bei den Luesfällen nur Salvarsan bzw. das Salvarsan-Wismulen-Gemisch injiziert wird.

Ich möchte bei dieser Gelegenheit darauf neuerdings hinweisen, daß Salvarsan in gehäuften kleinen Dosen (15mal 0,3 Neo-Salvarsan in 48stündigen Intervallen) ganz auffallend gut vertragen wird (s. S. 15), und daß ich nach dieser Methode auch bei Fällen, bei denen ich in früheren Kuren selbst sehr schwere Salvarsanerscheinungen auftreten sah, nunmehr keinerlei Schädigung gesehen habe. Unter den Fällen, die in dieses Gebiet fallen, sind alle Stadien von der einfachen, geringen Salvarsanintoleranz mit Schwindel, Erbrechen und mäßiger Temperatursteigerung, von angioneurotischem Symptomenkomplex, bis zum Ikterus und schwerer Dermatitis und renalen Erscheinungen, die nunmehr die ganze Therapie ohne den geringsten Zwischenfall vertragen haben.

Ganz auffallend ist die außerordentlich günstige Einwirkung der geschilderten Therapie auf den Gesamtorganismus. Die Patienten blühen dabei auf. Es wäre selbstverständlich heute verfrüht, von irgendwelchen Dauererfolgen sprechen zu wollen. Erfolge lassen sich natürlich auch jetzt registrieren, und zwar anscheinend sehr gute. Sie zu würdigen, muß aber wohl einer längeren Beobachtung vorbehalten bleiben. Nur einen Umstand möchte ich als auch jetzt bereits verwertbar besonders hervorheben, das ist die auffallend günstige Beeinflussung aller Krisenerscheinungen. Die kurzfristige Salvarsankur bietet uns also neben dem Vorteil der raschen Behandlung auch die raschere Erfolgsmöglichkeit und die Ausschaltung von Kurhindernissen durch die Erscheinungen der Intoleranz in irgendeiner Form.

Es wäre unrecht, wenn wir der Fiebertherapie und der endolumbalen Behandlung gedenken, eine dritte Art der Plexusschädigung unbesprochen zu lassen, die gewiß ebenfalls, wenn die in der Literatur darüber niedergelegten Erfahrungen auch nur gering sind, geeignet verwendet, imstande wäre, therapeutische Erfolge zu unterstützen. Es ist dies die sogenannte Liquordrainage nach Dercum.

Wir sehen also den Angelpunkt der Therapie für die Neurolues und wahrscheinlich aller Therapie der nervösen Zentralorgane im Plexus chorioideus bzw. in den Meningen. Mit dieser Auffassung steht nur in scheinbarem Widerspruch der mögliche Einwand, daß die Fiebertherapie gelegentlich auch ohne anderes therapeutisches Agens Besserung bei nervösen Organerkrankungen gezeitigt hat. Diese Besserungen können ja gewiß nicht mit denen verglichen werden, die die Fiebertherapie in Kombination mit einem wirksamen Therapeuticum hervorzubringen imstande ist. Aber wenn die Fiebertherapie durch Plexusschädigung dessen Permeabilität herbeiführt, so öffnet sie damit auch den eigenen Abwehrkräften des Organismus den Weg zum nervösen Zentralorgan und setzt diese sonst diesbezüglich so stiefmütterlich behandelte Partie unter denen bei anderen Organen ähnlichere und damit günstigere Bedingungen.

Die weitaus schonendste und einfachste therapeutische Plexusschädigung scheint mir die durch die endolumbale Salvarsaninjektion gelegentlich der Lumbalpunktion zu erzielende. Es muß aber Gegenstand noch weiterer Untersuchungen sein, festzustellen, welche Fälle bezüglich der Erhaltung der Permeabilität der Plexus noch besonderer Maßnahmen bedürfen.

Elfte Vorlesung

Sclerosis multiplex, Encephalitis, Poliomyelitis, Myelitis, Meningitis

Wir kommen nunmehr zur Besprechung einer Erkrankung, die die Therapie erst in den letzten Jahren, man kann sagen etwa im letzten Jahrzehnt, mit etwas günstigeren Erfolgen zu beeinflussen imstande war, zur Sclerosis multiplex. Wenn Sie die älteren Lehrbücher bezüglich der Prognose und Therapie der multiplen Sklerose durchsehen, so werden Sie bemerken, daß die Sclerosis multiplex für eine absolut unheilbare, gelegentlich aber ziemlich benigen verlaufende Erkrankung galt, daß aber das Ende der Sache doch immer die komplette Lähmung der unteren und wohl auch der oberen Extremitäten war und daß die wachsenden Spasmen schließlich fast jede Bewegung, auch die des Rumpfes, aufhoben. Der Spasmus ist also jedenfalls das, was am energischesten zu bekämpfen ist, wenn ein Bekämpfen überhaupt möglich ist. Das wollen wir von vornherein festhalten.

Wenn wir uns zunächst um die Therapie kümmern, wie wir sie übernommen haben, so wissen wir, daß gewöhnlich Jod gegeben wurde. Wir haben das jetzt fast gänzlich verlassen, höchstens, daß wir noch Jod in ganz kleinen Dosen darreichen, eher zum Zweck einer etwaigen Roborierung, weniger zur wirklichen Therapie.

Auch die Elektrotherapie spielte hier, wie in der übrigen Neurologie, selbstverstänlich eine Rolle, man versuchte durch Galvanisation der Wirbelsäule das Rückenmark mitzutreffen und durch Lösung oder Herabsetzung der spastischen Bedingungen günstig auf den Zustand selbst einzuwirken. Die Methode ist, meines Wissens, verlassen, immerhin aber gibt es eine Art der Elektrotherapie, die bei unserer Erkrankung vielleicht doch in Betracht kommt, das sind die Vierzellenbäder (s. d.).

Von den übrigen therapeutischen Maßnahmen käme noch die Reihe der Badekuren in Betracht, lauwarme, protrahierte Vollbäder, die an und für sich die Spasmen herabsetzen; ob man noch irgendwelche Zusätze in das Bad gibt, ist dabei gleichgültig, es kommt ja nur auf die Wärmewirkung an.

Von unleugbar guter Wirkung sind Schwitzprozeduren, am besten mit Aspirin und Lindenblütentee und zwei- bis dreiwöchige Bettruhe. Man kann sehr häufig nach Bettruhe auch ohne weitere Therapie besonders in beginnenden Fällen ganz beträchtliche Besserungen auftreten sehen und tut gut, wo man irgend kann, die Behandlung damit einzuleiten, da man dann jedenfalls unter günstigeren Bedingungen seine eigentliche Therapie beginnen kann.

Bei der multiplen Sklerose, die wir zwar mehr und mehr als eine Infektionskrankheit ansehen, sind wir bezüglich der sicheren Aetiologie nicht so weit, daß wir eine mit Sicherheit die Grundursache des Übels angreifende Therapie einzuschlagen vermöchten. Die häufig positive Wassermannsche Reaktion, die charakteristische Goldsolkurve und nicht zuletzt auch die Erfolge antiluetischer Therapie bei unserer Erkrankung, haben in uns aber doch mit einiger Sicherheit das Gefühl hervorgerufen, daß die Entdeckungen von Kuhn und Steiner über die Übertragbarkeit der multiplen Sklerose auf den Affen, die Entdeckung eines angeblichen Erregers aus der Gruppe der Spirochaeten, wie sie Siemerling beschreibt, wohl fundiert erscheinen, wenn wir auch dem Gedanken der Einbruchspforte der Erkrankung in der Nase, wie sie Behr annimmt, mindestens nicht allgemein zustimmen werden. Es werden durch diese letztere Annahme sozusagen unsere neurologischen Kindheitserinnerungen lebendig, die Zeit, zu welcher P. Marie als den wichtigsten aetiologischen Faktor das Bestehen einer Angina in der Anamnese dieser Kranken anführt.

Unsere Therapie war bereits seit längerer Zeit eine Fiebertherapie. Wir verwenden seit mehr als zehn Jahren Staphylokokkenvaccine, die in der Paltaufschen Darstellung allerdings wenig gut als wirkliches Fiebermittel zu gebrauchen ist. Trotzdem haben wir, mindestens bei beginnenden Fällen, eine günstige Wirkung wiederholt beobachten können. Die Behandlung geschah nach dem Vorhandensein von Fieber, nach der Höhe der Temperatursteigerungen. Man begann zweckmäßig mit 10 Millionen Keimen polyvalenter Staphylokokken-Vaccine und steigerte sehr vorsichtig: bei Höchsttemperaturen über 37,5° wurde die frühere Dosis wiederholt, bei Temperaturen zwischen 37 und 37,5° die 1½fache, unter 37° die doppelte Dosis gegeben. Es ist, wenn man diese sehr schonende Kur durchführt, sehr günstig, sich einer Stammvaccine von 1000 Millionen zu bedienen und sich die gewünschten Verdünnungen selbst herzustellen, da die Verdünnungen der beiden Paltaufschen Serien (10, 25, 50, 100, 250, 500, 1000 und 2500 Millionen Keime) für unsere Zwecke nicht sehr glücklich gewählt erscheinen. Man wird diese ganze Kur gelegentlich ohne jede Temperatursteigerung durchführen und kann dabei doch ganz gute Besserungen sehen, wenn sie auch gewöhnlich nicht sehr hochgradig und nicht bei vorgerückteren Stadien der Erkrankung zu erzielen sind. Die Injektionen werden 2mal wöchentlich intravenös gegeben (12 bis 15 Injektionen).

Etwas später hat Wagner-Jauregg diese von ihm inaugurierte Therapie durch die Einführung von Typhusimpfstoff modifiziert. Wagner-Jauregg wünscht bei allen diesen Mitteln höhere Temperaturen zu erzielen und steigert daher viel energischer die Dosen, als ich dies im vorgehenden angeführt habe. Ich habe aber nach wie vor die Überzeugung, daß es sich kaum um Erzielung höherer Temperaturen handeln soll, sondern daß relativ niedrige Fieber- und subfebrile Temperaturen dem Charakter der Krankheit eher entsprechen. Es ist bei niedrigeren Temperaturen auch eher möglich, die Dauer der Fieberperiode zu verlängern.

Die Darreichung von Typhusimpfstoff erfolgt in ganz ähnlicher Weise, wie ich das früher für die Tabes ausgeführt habe. Man beginnt mit einer Verdünnung des Besredkaschen Typhusimpfstoffs zu 250 Millionen von 0,1 Impfstoff auf 0,9 sterilen, destillierten Wassers oder physiologischer Kochsalzlösung und gibt davon 0,2, d. h. also den fünften Teil einer zehnfachen Verdünnung, also 5 Millionen Keime, als Anfangsdosis intravenös. Die Steigerung der Dosis erfolgt in derselben Weise, wie dies soeben für die Staphylokokkenvaccine beschrieben wurde. Die Höchstdosis von 250 Millionen Keimen kann, falls sie zu schnell erreicht wird, noch bis auf 500 Millionen Keime (2,0) erhöht werden.

Falls die Reaktionen zu wünschen übrig lassen, kann statt Typhusimpfstoff Vaccineurin intravenös gegeben werden. Die Art der Verabreichung, die auch bei multipler Sklerose 2mal wöchentlich erfolgt, ist die gleiche, wie dies früher für die luogenen Nervenerkrankungen besprochen wurde (s. S. 30). In gleicher Weise kann gegebenenfalls jedes fiebererzeugende Mittel verwendet werden, wie sie an gleicher Stelle (s. S. 35) angeführt sind.

Was die Verwendung von Malaria bei multipler Sklerose anbelangt, so habe ich den Eindruck, daß durch die dabei erzielten exzessiven Temperaturen wohl eine Remission erzielt werden kann, daß aber — mindestens bei dem Teil der Fälle, den ich später zu sehen bekam — die Remission von ziemlich kurzer Dauer ist. Es würde das auch mit meinen Erfahrungen bezüglich der Therapie der Sklerose mit hohen Temperaturen übereinstimmen, daß die erzielten Remissionen gewöhnlich schneller eintreten, aber von kürzerer Dauer sind, als wenn man durch längere Zeit mit niedrigeren Temperaturen operiert.

Wie bereits erwähnt, sind Remissionen der multiplen Sklerose auch durch diese unkomplizierten Fiebertherapien wohl zu erzielen und auch bei einem und demselben Fall wiederholt herbeizuführen.

Günstiger wurden die Erfolge und auch regelmäßiger, als die Salvarsanbehandlung mit der Fiebertherapie kombiniert wurde.

Dabei wurde allerdings gerade der eine Umstand immer vernachlässigt, der mir der wichtigste zu sein scheint, die Herabsetzung der Spasmen. Seit ich diesem Umstand durch die Darreichung hoher Calciumdosen regelmäßig Rechnung trage, sind die Erfolge weitaus bessere geworden.

Ich führe jetzt die Behandlung der multiplen Sklerose so durch, daß ich die Fieberwirkung, die Salvarsan- und die Calciumwirkung gleichzeitig auf den Patienten ausüben lasse.

Die praktische Durchführung ist jetzt so, daß die Kranken 3mal wöchentlich 0,30 Neo-Salvarsan in 10 cm³ 10%iger steriler Calcium-chloratum-Lösung intravenös bekommen und ich zweien dieser Injektionen noch die dosierte Menge von Typhusimpfstoff oder Vaccineurin zusetze. Der Kranke bekommt 15 solcher Salvarsan-Calcium-Injektionen; da damit die gewünschte Zahl fieberhafter Reaktionen noch niemals erreicht sein kann (da bis dahin erst 10 Fieberinjektionen verabreicht wurden), so wird die Injektion von Typhusimpfstoff oder Vaccineurin 2mal wöchentlich mit je 10 cm³ $CaCl_2$ 10% so lange fortgesetzt, bis man die gewünschte Zahl (10 bis 12 Reaktionen über 37,5°) erreicht hat.

Die Besserung setzt gewöhnlich nicht sofort ein, manchmal vergehen drei bis vier Monate, ehe eine entscheidende Besserung sichtbar wird. Bei allen Fällen empfiehlt es sich, die Kur nach drei Monaten zu wiederholen, da man sehr häufig bei älteren Fällen erst nach wiederholten Kuren Besserungen sieht. Was die Prognosestellung anbelangt, so kann man dem Patienten die Remission, falls die Erkrankung nicht älter als fünf Jahre ist, mit größter Wahrscheinlichkeit in Aussicht stellen. Über fünf Jahre Krankheitsdauer beeinflussen die Prognose ganz gewiß, immerhin sieht man bis acht und neun Jahre Dauer nach wiederholten Kuren oft sehr gute Remissionen. Es hängt allem Anschein dabei gar sehr nicht nur von dem Alter der Krankheit, sondern auch des Patienten ab. Am günstigsten ist sicher eine kurzdauernde Erkrankung bei Patienten unter 30 Jahren, ungünstiger bereits kurze Dauer bei mehr als 30jährigen und am ungünstigsten lange, d. h. mehr als fünfjährige Dauer bei mehr als 30jährigen. Was die Remission anbelangt, so scheint das weibliche Geschlecht rascher, aber kürzer zu remittieren als das männliche. Durchzuführen ist die Kur, wenn noch keine Fieber-Salvarsan-Calcium-Behandlung versucht wurde, bei jedem Alter der Krankheit und des Patienten, weil man ja gelegentlich auch bei ungünstig liegenden Fällen Remissionen sieht. Nur ist die Prognose in diesen Fällen von vornherein *sehr* unsicher und eher infaust.

Sehr ungünstig ist ferner die Prognose auch bei jüngeren Kranken und bei kürzerer Dauer der Krankheit bei *schwerer* zerebellarer Beteiligung, während eine leichte zerebellare Störung gewöhnlich gut ausheilt und die durch ihre zerebellare Ataxie gehunfähigen Kranken oft in überraschend kurzer Zeit ihre volle Bewegungsfreiheit wieder bekommen. Ungünstig sind ferner ganz besonders die Fälle mit schweren Wackelbewegungen des Kopfes, die, der Therapie erfahrungsgemäß schwer zugänglich, durch die Kopfschwankungen an und für sich nicht die Möglichkeit der Beherrschung ihrer Bewegungen haben.

Sehr schwer ist es zu unterscheiden, ob unsere Erfolge zur Heilung oder zur Remission der Erkrankung führen. Ich glaube nicht, daß wir heute bereits in der Lage sind, einen unserer Fälle für geheilt zu erklären, wissen wir doch, daß wir auch früher, als von einem Therapieerfolg noch kaum die Rede war, Remissionen von vieljähriger Dauer beobachten konnten.

Unsere Therapie ist aber noch jung. Wir sind berechtigt, die Remission als Behandlungserfolg zu werten, wenn die Remission während oder längstens vier Monate nach der Behandlung eintritt; eine unvollständige Remission erfordert dann eine neuerliche Behandlung. Eine Heilung dürfen wir jetzt, wo unsere ältesten guten Erfolge noch keine acht Jahre zurückliegen, noch nicht als erwiesen annehmen.

Ich kenne bis jetzt einen einzigen Fall, bei dem ich die Wahrscheinlichkeit einer Heilung für sehr groß halte. Es ist dies eine im Jahre 1920 zur Behandlung gekommene 28jährige Frau, die zuerst mit Salvarsan und Typhusimpfstoff behandelt, eine volle Remission bekam. Sie erschien im Jahre 1922 wieder mit geringer Gangstörung und beiderseits positivem

Babinski in gravidem Zustand. Mit Rücksicht auf Sclerosis multiplex wurde der Abortus eingeleitet. Danach noch weitere Verschlimmerung. Salvarsan-Calcium-Typhus-Behandlung. Zwei Monate nach Schluß der Behandlung vollständige Remission mit Wiederkehr der Bauchdeckenreflexe und völligem Schwinden von Babinski und Fußklonus. 1924 kam die Frau, die stets unregelmäßig menstruiert war, neuerdings im fünften Monat einer Gravidität. Mit Rücksicht auf die vorgeschrittene Schwangerschaft wurde von einem neuerlichen Eingriff abgesehen. Normaler Partus am normalen Schwangerschaftsende, normale Laktation. Die Frau ist auch heute noch vollkommen gesund. Die Wahrscheinlichkeit der vollen Heilung bei diesem Fall, die die für eine multiple Sklerose schwerste Belastungsprobe, die der Gravidität, ertragen hat, erscheint außerordentlich wahrscheinlich. Trotzdem werden wir, hoffentlich, erst in 10 bis 15 Jahren auch bei diesem Fall unserer Sache sicher sein können.

Besondere Beachtung verdient das in letzter Zeit von Delius für die Behandlung der multiplen Sklerose empfohlene Antimosan. Es sind auch andere Antimonpräparate, das Stibenyl und das Stibosan, mit Erfolg verwendet worden. Am bequemsten ist die Anwendung des 5%igen Antimosan, das in 5-cm^3-Phiolen in den Handel kommt. Delius gibt davon bis 4,0 als Gesamtdosis. Ich gebe 3mal wöchentlich 5 cm^3 der 5%igen Lösung durch zehn Wochen, also 7,5 Antimosan. Ich habe den Eindruck, daß eine Einwirkung sicher nachzuweisen ist, daß die Wirkung besser ist, wenn die Kur mit Fieber kombiniert wird, und glaube, daß die Wirkung im wesentlichen auf Herabsetzung des Rigors und der Spasmen durch Erzeugung einer Neuritis beruht, da die beste Wirkung in den Fällen eintritt, in welchen es im Verlauf der Behandlung zu ziemlich heftigen, meist nicht sehr lange dauernden Schmerzen in sämtlichen Nervenstämmen kommt. Gleichwohl ist bei Antimon, das ja seine starke bakterizide Wirkung bei einer großen Zahl von Tropenkrankheiten bereits bewährt hat, doch auch vielleicht seine Einwirkung auf den Erreger der Erkrankung zu erwarten. Die diesbezüglichen Versuche erscheinen mir noch zu jung, um ein abschließendes Urteil zu gestatten. Die vollständigeren Erfolge und auch die sichereren gehören, bis jetzt wenigstens, der Typhus-Calcium-Salvarsan-Behandlung an.

Keinen Erfolg habe ich von Phlogetan bei Sclerosis multiplex gesehen. Jodbäder haben ebenfalls keinen Einfluß, nicht günstig scheint der Einfluß von Radium zu sein.

Was die symptomatische Behandlung der multiplen Sklerose anbelangt, so ist darüber nur wenig zu sagen.

Die vorkommenden Blasen- und Mastdarmstörungen, die ja nur selten schwerer Natur sind, sind wohl kaum anders als durch die allgemeine Behandlung zu beeinflussen. Symptomatisch können warme Bäder den Eintritt der Miktion beschleunigen. Da aber die typische Blasenstörung der multiplen Sklerose nicht die Retention, sondern die Verzögerung des Miktionsbeginns bei anschließender normaler Miktion ist, so wird sich wohl nur selten eine Ursache zum Eingreifen ergeben. Die Mastdarmstörungen sind gewöhnlich eine Erscheinung des vorgerückten Stadiums der Erkrankung, in denen es gelegentlich zur Incontinenz kommt. Die Behandlung muß dann natürlich nur in der exaktesten Reinhaltung des Patienten bestehen. Ein Versuch endorectaler Faradisation wäre wohl zu machen, gewöhnlich ist der Erfolg in diesem Stadium gleich Null.

Bei fortgeschrittenem Rigor, der die Beweglichkeit des Patienten auch fast vollkommen aufzuheben vermag, ist stets ein Versuch mit Scopolamin zu machen. Es darf dabei mit dem Medikament nicht gespart werden, am besten gibt man es in Pillen zu je 0,1 mg, beginnt mit 3 Pillen täglich und steigt jeden zweiten Tag um 1 Pille bis aur 10 Pillen täglich. Auf dieser Höhe kann man ohne Gefahr beim Erwachsenen durch fünf Monate bleiben und geht dann wieder jeden zweiten Tag um 1 Pille bis auf die Anfangszahl zurück. Die so herbeigeführte Herabsetzung des Rigors ist unter Umständen eine so beträchtliche, daß die Beweglichkeit tatsächlich gebessert wird. Leider überdauert diese Besserung den Gebrauch des Mittels nur sehr kurz, so daß man die Prozedur nach ein bis zwei Monaten wiederholen muß.

Bisweilen kann man, wenn die Besserung eine genügend große ist, die Zeit benützen, um durch die Anwendung von Vierzellenbädern das Gewonnene eine Zeitlang auch zu erhalten und so die Wiederverwendung des Scopolamins noch etwas hinauszuschieben.

Wir haben nunmehr die Behandlung der akuten und chronisch entzündlichen Prozesse im Zentralnervensystem zu besprechen. Es ist das die Behandlung einer ziemlich großen und vielgestaltigen Symptomengruppe, deren einzelne Erscheinungen zumeist außer der Behandlung der Entzündungsvorgänge auch eine reiche Zahl von symptomatischen Behandlungsnotwendigkeiten ergeben. Es handelt sich sowohl um Erkrankungen entzündlicher Art im Parenchym des Zentralnervensystems wie um Erkrankungen der Meningen und bei diesen wieder um Erkrankungen, die ihren Sitz in der Meninx selbst haben, und um solche, bei denen die Meningen nur infolge Übergreifens von pathologischen Vorgängen in ihrer Umgebung oder auf metastatischem Wege geschädigt werden.

Die Erkrankungen, die uns hier beschäftigen sollen, sind die akute und chronische Encephalitis, die akute und chronische Poliomyelitis und die Meningitiden, akute und chronische Formen.

Von den Encephalitiden ist die zur Zeit häufigste Form die von Economo zuerst als Krankheit scharf umrissene Encephalitis lethargica. Es darf uns dabei nicht stören, daß nicht alle Fälle dieser Encephalitis auch wirklich mit einem Lethargus einhergehen, der der Epidemie, die von Economo erforscht wurde, mit Recht ihren Namen gab. Wir müssen nur die Diagnose der epidemischen Encephalitis mit Sicherheit stellen, um danach unsere Behandlung einrichten zu können.

Eine Reihe der akuten Formen verläuft so abortiv, daß wir mit unserer Behandlung ohnedies zu spät kommen; es sind das die Fälle, die manchmal die Epidemie einleiten und sich auf ganz passagere, manchmal nur durch Stunden anhaltende Störungen der Augenbewegung beschränken. Ein kurzdauerndes Doppeltsehen und die ganze Erkrankung ist vorüber. Diese rudimentären Erkrankungen bleiben gewöhnlich unbehandelt, und es wäre von den Leuten auch eigentlich viel verlangt, wenn man sie, obwohl ihnen schon nichts mehr fehlt, einer unangenehmen, langwierigen Behandlung unterziehen wollte. Gleichwohl wäre es sicher das Vernünftigste. Wir wissen ja, daß sehr häufig die ersten Erscheinungen der Encephalitis ganz geringe sein können und daß trotzdem die Erkrankung nicht völlig erloschen ist. Wir sehen ja gewöhnlich, daß die Kranken, die mit schweren Erscheinungen zu uns kommen, schon früher einmal irgendein leichtes Zeichen der Erkrankung geboten haben. Die Erkrankung heilt also, wie wir aus Erfahrung wissen, bei einem großen Teil der allerleichtesten Fälle nicht aus, und wir hätten eigentlich auch beim scheinbar Gesunden noch zu behandeln, um die Nachschübe der Erkrankung, die ja in der weitaus größten Mehrzahl das eigentlich zu fürchtende Moment darstellen, zu verhindern. Wenn wir es können.

Ein Teil der Fälle, die schweren akuten Encephalitiden, beginnt aber mit sehr foudroyanten Erscheinungen: Somnolenz, eventuell Bewußtlosigkeit, Delirien, Lähmungserscheinungen, mehr oder minder hohes Fieber. In diesen Fällen, in denen es meist nichts zu verlieren, sondern nur zu gewinnen gibt, ist raschestes und energischestes Eingreifen unbedingt am Platze. Man muß sich zwar darüber klar sein, daß diese Fälle unglücklich verlaufen können, trotz der Therapie. Man muß sich darüber auch klar sein, daß die Therapie in diesen Fällen eine energische, in ihrer Einwirkung auf den Kranken auch für die Umgebung des Patienten deutlich wahrzunehmende ist und im Falle eines unglücklichen Ausgangs ganz gewiß der Arzt und nicht die Erkrankung für den Verlauf verantwortlich gemacht wird. Trotzdem muß, wenn wir überhaupt retten wollen, ohne Rücksicht darauf vorgegangen werden. Nur tut man gut, der Umgebung des Kranken, die ja die Schwere des Krankheitsbildes sieht, die Sache auseinanderzusetzen, ihr vorzustellen, daß das Leiden fast sicher oder — je nach dem klinischen Bild — sicher tödlich verlaufen würde, wenn man nicht alles riskieren wolle. Man kann ja dann eventuell auch die Umgebung, natürlich nur die allernächste, entscheiden lassen: hier sicherer Tod, dort eine Rettungsmöglichkeit durch eine eingreifende Behandlung. Die Umgebung wird sich wohl immer an den möglichen Rettungsanker klammern und den Behandlungsversuch wünschen. Ich muß übrigens von vornherein sagen, daß auch bei den schwersten Fällen, wenn die schweren Manifestationen erst kurz, das heißt nicht länger als 24 bis 36 Stunden dauern, die Aussichten auf Rettung keine ganz schlechten sind, und daß sich gerade bei solchen Fällen der Rückgang der Erscheinungen so rasch vollziehen kann, daß man immer wieder und wieder selbst erstaunt ist. Man muß sich aber auch darüber Rechenschaft geben, daß die Rettungsaussichten mit jeder verlorenen Stunde geringer werden. und daß daher so rasch als nur möglich gehandelt werden muß.

Die ursprüngliche Behandlung der Encephalitis lethargica war eine ziemlich mannigfaltige. In dem Bestreben der Desinfektion des Organismus gab man zunächst große Dosen von Urotropin. Es wurde bis 10 cm^3 einer 40%igen Lösung an mehreren (drei bis vier) aufeinanderfolgenden Tagen intravenös gegeben, und es ist gar nicht zu bezweifeln, daß auch schwere Fälle auf diesem Wege durchgebracht wurden. Sehr zweckmäßig ist es, dabei eine Lumbalpunktion durchzuführen, die eventuell am nächsten Tage und auch am zweitnächsten wiederholt wird. Man sieht dabei nicht so selten, daß die schwere Hirnschwellung dadurch abklingt und der Patient manchmal schon eine halbe, manchmal zwei bis drei Stunden später aus seiner Bewußtlosigkeit erwacht. Man wird dabei nie außer acht lassen dürfen, daß auch das Herz unter der Wirkung der schweren Infektion steht, und wird es mit allen notwendigen Mitteln von vornherein zum Kampf gegen die Infektion stützen.

Sehr gerühmt — und mit Recht gerühmt — wurde die Einwirkung der Preglschen Jodlösung auf die Encephalitis. Von der ursprünglich verwendeten Lösung, dem Presojod, mußten allerdings ganz gewaltige Quantitäten intravenös gegeben werden: 100 bis 150 cm^3. Es war das eine Prozedur, der die Venen des Kranken auf die Dauer nicht standhielten, aber bei akuten Fällen, bei lebensbedrohlichen Zuständen, kam das natürlich zunächst nicht in Betracht. Der hohe Jodgehalt der Preglschen Lösung hat dabei als Desinfiziens und Resorbens gewiß die größte Bedeutung.

Sehr zweckmäßig erwiesen sich auch Injektionen der schon erwähnten, hochkonzentrierten Jodnatriumlösung (s. S. 6) bei intravenöser Injektion, wobei die Flüssigkeitsmenge doch geringer war. Der mir früher assistierende Arzt, Herr Dr. Koskinas, schätzt die Wirkung dieser Jodnatriumlösung besonders hoch ein und scheint damit auch recht zu haben.

Jetzt verfügen wir über das Septojod, die konzentrierte Preglsche Lösung, die den Vorteil der geringeren Flüssigkeitsmenge mit dem des hohen Jodgehalts verbindet. Meine eigenen Erfahrungen damit sind gering, weil ich diese Art von Therapie derzeit eigentlich verlassen habe, aber die Erfolge werden sehr gerühmt. Jedenfalls wäre das Septojod gelegentlich zu versuchen, da es keine Zwischenfälle hervorruft, auch für die Venen ungefährlich und gewiß an sich ein hochwirksames Desinfiziens ist. Man wird dabei mit Einzeldosen von 10 cm^3 auskommen. Es scheint mir bei diesen Fällen, wenn man schon überhaupt mit Jod arbeitet, jedenfalls notwendig, entweder die konzentrierte Preglsche Lösung oder meine Jodnatriumlösung anzuwenden, da geringe Jodmengen bei den schweren Fällen wirkungslos sind.

Bei Symptomen rasch wachsenden Hirndrucks ist jedenfalls ein Versuch mit Pituitrin zu machen. Dosen von 0,5 bis 1,0 subkutan oder intramuskulär wirken in weniger dringenden Fällen bisweilen ganz gut. Bei rasch langsamer werdendem Puls, Singultus und Erbrechen empfiehlt sich die intravenöse Anwendung von 0,3 bis 0,5 in starker (etwa 20facher) Verdünnung mit physiologischer Kochsalzlösung.

Erwähnt sei die Anwendung von Encephalitis-Rekonvaleszentenserum oder Eigenserum des Patienten auf subkutanem oder auch endolumbalem Weg. Es sind vereinzelte recht gute Erfolge dabei beschrieben worden. Meine eigenen Erfahrungen reichen gerade diesbezüglich zu einem abschließenden Urteil nicht aus.

Sicher zweckmäßig, schon wegen der Herzwirkung, ist die intravenöse Injektion von 0,30 bis 0,50 Chinini hydrochlorici.

Schluckt der Patient, so gibt man ihm neben der intravenösen Jodbehandlung zweckmäßig Phenacetin, Chinin, Urotropin $\overline{aa}$ 0,5 3mal täglich. Zugleich gibt man ganz gut Arsen intern, schon um eine eventuelle Vorbeugungsmaßnahme gegen ein Chininexanthem durchzuführen. Mehr als zwei, höchstens drei Tage wird man das Pulvergemisch ohnedies wegen des zu gewärtigenden Ohrensausens und Ertaubungsgefühls, Schwindels usw. infolge der Chininnebenwirkung nicht geben können. Arsen wird dabei am besten in der Form der Fowlerschen Lösung (5,0:15,0 Wasser, 2mal täglich 15 Tropfen) gegeben.

Ich stehe gegenwärtig auf dem Standpunkt, alle diese bis jetzt angeführten Maßnahmen für Notbehelfe anzusehen, und halte die sofortige Vaccineurinbehandlung für *die* Therapie der akuten Encephalitis. Man muß nur wissen, daß die Therapie schwerste Reaktionserscheinungen hervorruft, und man muß die Umgebung des Patienten darauf aufmerksam machen. Aber je mehr akute Encephalitiden mit lebensbedrohlichen Erscheinungen ich mit Vaccineurin behandle, desto mehr sehe ich, daß die Vaccineurinwirkung mit der keines anderen Mittels dabei zu vergleichen ist. Ich kann sagen, daß mir in den letzten drei Jahren kein Fall mehr gestorben ist, was zwar noch nichts für die Zukunft sagt, und daß die mit Vaccineurin im *Anfangsstadium* behandelten Fälle bis jetzt auch keinerlei Rezidiverkrankungen zu verzeichnen haben.

Ich beginne die Behandlung bei diesen Fällen mit der vollen Dosis von $^1/_{50}$ intravenös. Die Wirkung ist gewöhnlich eine ganz gewaltige. Da die Fälle fast alle an und für sich bereits hoch fiebern, so ist, meist binnen einer halben Stunde unter Schüttelfrost, ein Anstieg bis auf 41^0 nichts Seltenes. Der Schüttelfrost dauert gewöhnlich nicht länger als 25 bis 30 Minuten, der Fieberanstieg wird gewöhnlich nach etwa 1 bis 1½ Stunden von einem Abfall der Temperatur gefolgt, der weit unter die Ausgangstemperatur heruntergeht. Sehr häufig erwachen die Kranken dann auch — wenn auch gewöhnlich nur vorübergehend — aus ihrer Bewußtlosigkeit. Gewöhnlich steigt die Temperatur am nächsten Tage wieder an, und es ist dann ganz zweckmäßig, den Inhalt der nächsten Phiole, $^1/_{25}$, intravenös zu geben. Der Schüttelfrost und die Temperatursteigerung bis auf 41^0 können sich dabei wiederholen. Die Bewußtlosigkeit pflegt dann bereits auf längere Zeit zu schwinden, die Temperatur nunmehr bereits durch mehrere Stunden auch subfebril zu bleiben. Steigt die Temperatur auch am dritten Tage noch sehr hoch, so ist die dritte Phiole, $^1/_{20}$, zu verabreichen. Der Schüttelfrost und die Temperatursteigerung pflegen dann nicht mehr so exorbitant zu sein. Man wird jedenfalls mit der vierten Phiole ($^1/_{20}$) nunmehr 48 Stunden zuwarten können. Es empfiehlt sich das schon deshalb, weil nunmehr der Patient gewöhnlich bei Bewußtsein bleibt und nun die Schrecken der Reaktion, die während seiner Bewußtlosigkeit nur für die Umgebung bestanden, selbst erlebt. Gleichwohl kann der Kranke in diesem Stadium des Krankheitsverlaufes bereits als gerettet gelten. Ich halte es für sehr zweckmäßig, die folgenden Injektionen in größeren Zwischenräumen, etwa je drei bis vier Tage, zu machen. Es ist gewöhnlich nicht notwendig, bei diesen akuten Fällen mehr als 6 Injektionen zu geben. Die Heilung macht meist sehr rasche Fortschritte. Bereits vom Beginn der Behandlung an sind energische Maßnahmen zur Unterstützung der Herzaktion erforderlich. Weiterhin besteht gewöhnlich noch durch längere Zeit ein sehr vermindertes Schlafbedürfnis, weshalb abends protrahierte Vollbäder von 28 bis 29^0 R bis zu 45 Minuten Dauer, eventuell einstündige Ganzpackungen und im Anfang, da die Agrypnie gewöhnlich ziemlich hartnäckig ist, auch schlaffördernde Mittel (Luminal 0,1 bis 0,3) zu verabreichen sind.

Viel mehr therapeutischen Notwendigkeiten ist bei der chronischen Encephalitis zu entsprechen. Sie wissen, daß das Krankheitsbild der Encephalitis chronica bzw. des Status postencephaliticus sehr vielgestaltig ist. Zunächst müssen wir uns darüber klar sein, daß das Schicksal jedes Encephalitikers, dessen Ausheilung nicht bei der ersten Manifestation gelingt, das heißt also, wenn der Zeitpunkt der vollen Ausheilungsmöglichkeit nur um ein geringes verpaßt wird, was nach dem früher Ausgeführten (s. S. 82) durchaus nicht Schuld des Patienten oder des Arztes sein muß, ein völlig unsicheres ist. Wenn es uns auch nicht selten gelingt, eines der Nachschübe vollkommen Herr zu werden, so scheinen wir dennoch die Krankheit nur bei dem ersten Aufflammen vollkommen heilen zu können, und können bei keinem der nächsten Schübe sicher sein, weiteren Manifestationen der schleichenden Entzündung auch mit Sicherheit vorbeugen zu können.

Was wir zu bekämpfen haben, ist also nicht nur die chronisch-exazerbierende Entzündung, sondern auch die lästigen Symptome: die choreiformen, chronischen Erscheinungen, die Tremores, die Tic-Formen, der Speichelfluß, die Bewegungsarmut und nicht zuletzt der das Bild beherrschende Rigor. Zusammennehmen können wir therapeutisch die Bilder der sogenannten motorischen und sekretorischen Reizerscheinungen einerseits, also das ganze Bild des amyostatischen Symptomenkomplexes, und die chronischen Entzündungserscheinungen anderseits.

Die Behandlung des amyostatischen Symptomenkomplexes gehört, dies sei von Anfang an festgestellt, zu den wenigst aussichtsreichen Aufgaben unserer Therapie. Wenn wir diese Fälle trotzdem behandeln, so geschieht es deshalb, weil wir doch hin und wieder mindestens eine Besserung der Erscheinungen nach der Kur beobachten können und weil wir niemals wissen, ob der Fall, den wir gerade vor uns haben, ein Fall ist, der Aussichten auf eine Besserung gibt oder nicht. Ist der Fall symptomenarm, ist die Beweglichkeit des Kranken noch eine relativ gute, so sind unsere Aussichten von vornherein günstiger zu beurteilen. Sehen wir einen kaum beweglichen, grinsenden, stoßweise lachenden, speichelfließenden, sozusagen an seiner eigenen gekrümmten Wirbelsäule hängenden Patienten vor uns, so können wir und der Patient so ziemlich alle Hoffnung fahren lassen. Denn es ist kein Zweifel, daß wir gerade bei den chronischen Fällen bei unserer Behandlung der aktiven Mithilfe unserer Patienten nicht entraten können, daß die Herabsetzung des Rigors, selbst wenn sie gut gelingt, vom Patienten auch aktiv ausgenutzt werden muß, daß — sit venia verbo — die Pyramidenbahnen über das parapyramidale System funktionell siegen müssen, und daß all das unmöglich ist, wenn es uns nicht gelingt, auch die Bewegungsträgheit des Kranken, die sicherlich nicht nur körperlich, sondern auch psychisch bedingt ist, zu überwinden. Es ist natürlich viel gewonnen, wenn wir uns dabei der Mithilfe der Umgebung des Kranken versichern können, aber die endgültige Entscheidung liegt dabei doch immer beim Kranken selbst.

Wir haben also hier nur die Möglichkeiten ins Auge zu fassen, mittels deren wir dem Kranken die Wiedererlangung der besseren Bewegungsfähigkeit anbahnen können. Die Ausnützung dieser gebotenen Möglichkeiten liegt beim Kranken selbst.

Es wurde vom Anfang an auch die chronische Form mit lauwarmen Bädern, mit Einpackungen behandelt, und es ist sicher berechtigt, diese Fälle zu faradisieren. Nur hat die Faradisation dabei ganz exakt von den Reizpunkten der einzelnen Muskeln aus zu erfolgen, ganz kurz zu dauern — jeder Muskel soll nur zwei-, dreimal zucken — um gleichsam das Einrosten der Muskeln zu verhüten. Die interne Darreichung von Scopolamin, wie dies früher beschrieben ist (s. S. 81), ist dabei von großer Wichtigkeit, sie ist zugleich auch ein bisweilen sehr gutes Mittel zur Eindämmung des quälenden Speichelflusses. Vierzellenbäder mit hohen Strömen sind ebenfalls ganz gut. Besonders wichtig sind aber Übungen aktiver und passiver Bewegungen mit dem Patienten. Es muß dabei so vorgegangen werden, daß jedes einzelne Gelenk wieder beweglich gemacht wird, eine Aufgabe, der sich natürlich auf die Dauer niemals ein Arzt, sondern immer nur eine erfahrene und verläßliche Krankenschwester, eventuell eine entsprechend belehrte, sehr intelligente und gewissenhafte Persönlichkeit aus der Umgebung des Kranken unterziehen kann. Diese passiven Bewegungen können durch eine entsprechende Massage der Muskulatur wesentlich unterstützt werden. Es muß dabei ebenfalls die Muskulatur des ganzen Körpers in die Behandlung einbezogen werden. Dabei ist nur die typische Streichmassage und die gruppenweise, langsame, stetige Dehnung der Muskulatur vorzunehmen; die gewöhnlichen Walkungen der Muskulatur und vor allem die Klopfmassage sind als Reiz für die Muskulatur unbedingt zu unterlassen. Zweckmäßig ist es, diese Massagebehandlung unmittelbar nach einem warmen Bad oder einer Einpackung im warmen Zimmer zu machen. Es bedeutet das nicht nur eine Erleichterung der schweren Aufgabe des Masseurs in diesen Fällen, sondern auch eine Erfolgsbegünstigung für den Patienten. Diesen selbst kann man sowohl im warmen Bad wie nachher üben lassen. Die aktiven Bewegungen gelingen dann viel leichter. Auch bei den aktiven Bewegungen muß jedes einzelne Gelenk bewegt und in allen seinen Bewegungsmöglichkeiten ausgenützt werden. Es muß dabei aktiv und passiv langsam und stetig vorgegangen werden, sonst erzielt man gar nichts.

Ist man weit genug vorwärts gekommen, was der Behandelnde bei den passiven Bewegungen an dem Nachlassen des Widerstandes sehr gut merkt, so ist es zweckmäßig, die passiven Bewegungen noch über das normale Bewegungsausmaß hinaus fortzusetzen. Sehr günstig wirkt in diesem Stadium das Zandern mit langsam schwingenden Apparaten für die Extremitäten, nur ist es im Anfang schwer, die Patienten zum Aufgeben ihres Widerstandes gegen die Bewegung zu veranlassen. Es geschieht am besten so, daß man den Patienten nicht auffordert zu entspannen und den Apparat arbeiten läßt. Wenn der Apparat weiter arbeitet und man gleichzeitig mit dem Kranken spricht, so stellt er seinen unwillkürlichen Widerstand viel rascher ein, als wenn man ihn erst durch eine besondere Aufforderung darauf aufmerksam macht. Auch hier tut man gut, die Exkursionen der Bewegungen mehr und mehr, aber immer ganz allmählich, zu vergrößern. Hat man dieses Stadium der Behandlung hinter sich, so ist es von Vorteil, den Patienten turnen zu lassen. Er hat natürlich nur Freiübungen zu machen, eventuell später Stab- und Hantelübungen. Gerätturnen hat für unsere Kranken, selbst wenn es wirklich gelingt sie so weit zu bringen, gar keinen Sinn. Dagegen sollen sie das Turnen aber überhaupt nicht mehr aufgeben. So weit wird man natürlich nicht in allen Fällen kommen können. Zu erstreben ist es aber in jedem, auch in dem schlechtesten Fall. Auch wenn der Einzelfall noch so ungünstig aussieht, so ist es doch Pflicht des Arztes, nicht zu früh die Behandlung abbrechen zu lassen. Man kommt manchmal doch erstaunlich weit und sieht, daß, wenn erst einmal ein Anfang gemacht ist, die Fortschritte sich schon rascher einstellen.

Natürlich wird man, nach Möglichkeit, diese mechanotherapeutischen Bestrebungen medikamentös unterstützen. Wir haben schon früher das Scopolamin erwähnt, daß sich ja häufig sehr gut bewährt. Sehr zweckmäßig sind außerdem noch Injektionen von Calcium chloratum in 10%iger steriler Lösung intravenös. Die Dosierung ist die gleiche, wie das früher für die multiple Sklerose ausgeführt wurde (s. S. 78); wir geben auch hier die 10 cm^3-Dosis 2mal wöchentlich und suchen die Therapie möglichst weit hinauszuziehen. In der Privatpraxis wird man nach 18 Injektionen — diese Zahl wird später ihre Erklärung finden — zur internen Darreichung von Calcium übergehen. In der Spitalspraxis wird man auch hier bis 30 Injektionen verabreichen.

Ich pflege jetzt diese Therapie gegen die Spasmen auch hormonal zu unterstützen — darüber wird ja später noch in extenso zu sprechen sein — von dem Gedanken ausgehend, daß mindestens ein Teil der spastischen oder spasmophilen Erscheinungen hormonal zu beeinflussen sein müsse. Ich verabreiche daher gewöhnlich jetzt mit dem Calcium auch Parathyreoidea. Es muß dabei dahinstehen, ob alles, was diese

Bezeichnung trägt, auch wirklich Parathyreoidea und ob es nur Parathyreoidea ist.

Jedenfalls aber scheint es doch Organextrakte zu geben, die zu einem Teil mindestens Parathyreoidea enthalten, da man gewisse Ausfallserscheinungen von seiten dieser Drüse damit zum Schwinden bringen kann.

Bei der chronischen Encephalitis ist der Organextrakt natürlich nicht auszuproben, aber man kann bei ihr Organextrakte, die sich z. B. bei Tetanie bewährt haben, verwenden. Ich habe den Eindruck, daß Parathyreoideaextrakt mindestens ein wenig unterstützend wirkt, und wende ihn daher seit etwa Jahresfrist regelmäßig an. Natürlich sind bis jetzt noch keine sicheren und vor allem bei der kurzen Zeit keine Dauerresultate zu registrieren.

Die Parathyreoideawirkung scheint manchmal nicht völlig ausreichend. In solchen Fällen empfiehlt sich die Anwendung von Polyhormonen. Am besten Polyhormone der Hypophyse, Schilddrüse, Keimdrüse und Parathyreoidea, sowie der Thymus. Die Beobachtungszeit für diese Art der Therapie ist allerdings noch sehr kurz, der Augenblickserfolg ist aber oft ein überraschend günstiger.

Neben dem Calcium verwende ich bereits seit mehr als drei Jahren die von französischer Seite seinerzeit gegen die Encephalitis empfohlene hochprozentige Natrium-kakodylicum-Lösung (Natr. kakodyl. 25,0, Aqua destill. 50,0. Steriliter pro iniectione!). Die Darreichung erfolgt intravenös in 18 Injektionen, und zwar so, daß man bei der ersten, neunten, zehnten und achtzehnten Injektion je 0,5 der Lösung, bei der zweiten, achten, elften und siebzehnten je 1,0, bei der dritten, siebenten, zwölften und sechzehnten je 1,50 und bei der vierten, fünften, sechsten, dreizehnten, vierzehnten und fünfzehnten Injektion je 2,0 intravenös gibt. Die Injektionen erfolgen mit den $CaCl_2$-Injektionen zusammen 2mal wöchentlich. Diese Arsentherapie wirkt erstens stark roborierend und zweitens bewirkt sie eine fast sichere Verstärkung der Calciumwirkung bezüglich des Rigors.

Alle bisherigen Mittel richteten sich gegen den amyostatischen Symptomenkomplex. Ich glaube, daß man mit den angeführten Mitteln diesbezüglich einen Erfolg haben wird, wenn sich überhaupt einer erzielen läßt.

Außer den Symptomen haben wir aber auch die chronische Entzündung zu bekämpfen und tun das so ziemlich mit allen Mitteln, die ich früher bei der Bekämpfung der akuten Encephalitis angeführt habe. Urotropin und Septojod haben sich ebenso wie das Natrium iodatum am längsten bis jetzt in der Therapie erhalten. Ich verwende auch hier jetzt ausschließlich Vaccineurin, das als Bakterienpräparat von hoher Polyvalenz vielleicht noch am meisten Aussicht hat, auch aetiologisch auf den Prozeß einzuwirken, und das zugleich durch Erzeugung von Fieber an sich geeignet erscheint, nicht nur die Entzündung zu bekämpfen, sondern die übrige Therapie zu fördern. Es ist selbstverständlich, daß wir bei diesen chronisch-entzündlichen Formen keine

Ursache haben, exzessive Temperaturen zu erzeugen. Wir werden uns vielleicht damit begnügen, kleinere Vaccineurindosen zu verabreichen, in gleicher Weise wie das schon einmal besprochen wurde (s. S. 30).

Die so erzielten Temperaturen sind manchmal, und zwar gerade bei torpiden Kranken, sehr geringe. Es ist manchmal, wenn sich gar keine Reaktion einstellen will, sehr zweckmäßig, diese durch Milchinjektionen, durch Typhus und Novoprotin usw. (s. S. 25) zu provozieren. Jedenfalls sollen die 18 Vaccineurininjektionen in ihrer Gänze absolviert werden.

Praktisch stellt sich die Behandlung so dar, daß man alle die erwähnten Heilmittel gemeinsam in einer 20 cm^3-Spritze verabreicht. Man dosiert zuerst in einer 1 cm^3-Spritze das Vaccineurin, spritzt es mit der armierten Spritze durch die Konusöffnung der 20 cm^3-Spritze in diese ein, zieht die Parathyreoidea- und die Natrium-kakodylicum-Dosis in die Spritze auf und zieht schließlich noch 10 cm^3 der $CaCl_2$-Lösung nach. Das Ganze wird dann intravenös injiziert. Sind die 18 Injektionen mit Vaccineurin erledigt, so wird man die $CaCl_2$-Natrium-kakodylicum- und Parathyreoidea-Injektionen in der Spitalspraxis noch fortsetzen, bis man die Zahl 30 erreicht hat. In der Privatpraxis wird man es sich freilich überlegen, dem Patienten bei der Unsicherheit eines Erfolges weitere Injektionen zu verabfolgen, und wird die genannten Arzneimittel dann intern geben. Man verabreicht also: Calcii chlorati 20,0, Solutionis arsenicalis Fowleri 5,0 : 300,0, 2mal täglich 1 Eßlöffel in Wasser und außerdem noch 3mal täglich 0,02 Extracti Parathyreoideae Borrough-Wellcome durch zwei bis drei Monate.

Bei dieser Gelegenheit sei ein Umstand hervorgehoben, der den meisten Therapeuten gelegentlich der intravenösen Injektionen bei Encephalitikern besonders auffallend und von ihnen ganz besonders unangenehm empfunden werden wird. Es ist das die gewöhnlich ganz außerordentlich ungünstige Beschaffenheit der Encephalitikervenen. Es mag dies mit einer pathologischen Innervation der Gefäße zusammenhängen, die vielleicht auch nicht ganz unschuldig an so manchem Symptom ist; das zu untersuchen, ist aber hier nicht unsere Aufgabe. Jedenfalls kann man diese Beobachtung fast immer, besonders in den mittelschweren und schweren Fällen, machen. Es erscheint daher notwendig, derartige Kranke zur intravenösen Injektion ein wenig vorzubereiten. Es geschieht das am einfachsten dadurch, daß man die spätere Injektionsstelle in warmes Wasser bringt, so warm, als es der Patient überhaupt verträgt. Am besten ist dazu natürlich die Berieselung durch fließendes warmes Wasser zu verwenden; wo dies nicht möglich ist, wird der Ellbogen oder das Dorsum manus in warmes Wasser getaucht, dessen Temperatur durch fünf bis zehn Minuten möglichst hoch erhalten wird. Die Venen pflegen sich dann doch so zu erweitern, daß sie, wenn auch nicht immer sichtbar, doch für den tastenden Finger deutlich fühlbar werden und die Injektion dann keine Schwierigkeiten mehr hat.

Man sieht nicht so selten, daß man die geschilderte kombinierte Behandlung wiederholen muß. Man wird das füglich unterlassen können, wenn nach der ersten derartigen Behandlung gar kein Erfolg zu verzeichnen ist. Wenn es aber gelingt, bei der ersten Kur oder innerhalb von zwei oder drei Monaten nach derselben doch deutliche Symptome einer Besserung nachzuweisen, so scheint eine Wiederholung der Behandlung schon deshalb angezeigt, weil erstens jede Besserung den Genesungswillen des Patienten durch Aufrichten seiner Hoffnungen fördert, und zweitens dem Patienten seine so dringend erforderliche aktive Mithilfe um so mehr erleichtert wird, je weniger intensiv die störenden Symptome des Rigors ausgeprägt sind. Man kann so bisweilen auch bei ursprünglich sehr wenig aussichtsreichen Fällen noch relativ gute Besserungen erzielen. Das Wesentliche gerade bei diesen Behandlungen ist, daß weder Kranke noch Arzt das Ringen vorzeitig aufgeben.

Was die übrigen Encephalitiden anbelangt, so unterscheidet sich ihre Therapie im wesentlichen nicht von der der Encephalitis epidemica. Es ist nur selbstverständlich, daß wir bei der geringen Tendenz zu Nachschüben, die die übrigen Encephalitiden zeigen, die errungenen augenblicklichen Erfolge eher als Dauererfolge ansehen können. Es wird wohl auch, wenn die Diagnose sicher zu machen ist, kaum notwendig sein, die Behandlung so brüsk einzuleiten wie bei der Encephalitis epidemica. Besteht aber — und das wird wohl öfters der Fall sein — ein Zweifel bezüglich der Aetiologie, so ist es sicher vernünftiger, so vorzugehen, als wäre die epidemische Natur der Erkrankung sicher.

Die nächste entzündliche Erkrankung, die wir zu besprechen haben, ist die Poliomyelitis. Die akute Form derselben verlangt die gleiche Behandlung wie die akute Encephalitis. Auch hier handelt es sich ja um eine schwerste Infektion, die energischeste Maßnahmen erfordert. Auch hier haben wir, bei sofortigem entschiedenem Eingreifen noch Aussicht, eine Ausheilung ohne schwere Defekte zu erzielen. Leider sind unsere Aussichten, in einem so günstig liegenden Stadium des Krankheitsprozesses die Behandlung beginnen zu können, außerordentlich geringe. Während die schweren Allgemeinerscheinungen der Encephalitis, die Bewußtseinsstörung, die in den leichteren Fällen vom Kranken selbst zu registrierenden Paresenerscheinungen die Aufmerksamkeit sofort auf die zerebrale Erkrankung lenken, wird, besonders bei kleineren Kindern, die bei der Poliomyelitis entstandene Lähmung sehr häufig noch durch Tage übersehen. Die Defekte, die indessen gesetzt sind, können natürlich auch nicht zu behebende sein. Wird die Krankheit rechtzeitig erkannt, so ist dieselbe Behandlung wie bei der akuten Encephalitis am Platz, nur wird man bei kleinen Kindern die Anfangsdosis des Vaccineurins doch auf die Hälfte bis ein Viertel herabsetzen. Ist die Diagnose gemacht, so tut man auch gut, ehe man noch über die Schwere und die bleibende Ausdehnung der Lähmung orientiert ist, sofort ein Testikelpräparat zu verabreichen, um durch dieses mächtige Tonicum die Funktion der geschädigten spinalen Zentren sogleich anzuregen und so bessere Grundlagen für die Ausheilung zu schaffen. Die bleibende Schädigung können wir ja doch erst nach zehn bis vierzehn

Tagen abschätzen und auch dann wird noch ein Teil der Funktionsstörung schwinden, soweit er durch die kollaterale Schwellung und Infiltration bedingt war. Leider aber haben wir kaum jemals die Gelegenheit, eine volle Wiederherstellung schon nach dem akuten Stadium zu sehen, und müssen ganz zufrieden sein, wenn die nach dem Abklingen bleibenden Defekte nicht allzu ausgebreitet sind.

Die Behandlung der Defekte bei Poliomyelitis ist eine der wichtigsten Aufgaben des Neurologen. Die Fortsetzung der Testikeltherapie beeinflußt die Restitution der Funktion ganz gewiß außerordentlich günstig, und diese Therapie ist neben der übrigen so lange beizubehalten, bis man überzeugt ist, daß eine weitere Besserung nicht zu erzielen ist. Zu dieser Überzeugung soll sich der Neurologe erst dann durchringen, wenn er seiner Sache völlig sicher sein kann. Wenn auch bezüglich der Defekte der Poliomyelitis die Ansicht herrscht, daß die innerhalb eines Jahres nicht behobenen nicht mehr zu beheben sind, so entspricht diese Ansicht sicher nicht den Tatsachen. Die Poliomyelitis ist glücklicherweise nicht so häufig, daß es möglich wäre, dabei ein sehr großes Material zu überblicken, das man vom Beginn bis zur Ausheilung mit oder ohne Defekt zu übersehen vermöchte. Aber gerade dieser Umstand läßt auch die vereinzelten Fälle besonders wertvoll erscheinen, in denen dem Beobachter eine solche Übersicht möglich war. Ich verfüge persönlich nur über fünf Fälle, die ich alle etwa zwei bis fünf Wochen nach Beginn der Erkrankung zu sehen bekam und die ich heute, drei bis fünf Jahre nach Beginn ihrer Poliomyelitis, noch kontrollieren kann. Die übrigen Fälle habe ich nur vorübergehend in Beobachtung gehabt und möchte sie daher zu irgendwelchen sicheren Schlüssen nicht verwenden. Von den erwähnten fünf Fällen aber war kein einziger am Ende des ersten Jahres so weit restituiert wie am Ende des zweiten und zwei davon am Ende des zweiten Jahres weniger gut daran wie am Ende des dritten. Das Wichtigste ist dabei, daß weder Arzt noch Patient, ehe alles Erreichbare bereits erreicht ist, die Therapie einstellen oder vorzeitig sich zu chirurgischen Eingriffen entschließen, die geeignet sind, die Ausheilung auf neurologischem Wege zu verhindern. Die Behandlung muß außer der nur unterstützenden durch das Testikelpräparat eine nach exakt gestellter neurologischer Indikation durchgeführte sein.

Die neurologische Behandlung ist dabei eine elektrotherapeutische, die sich lediglich auf das geschädigte Innervationsgebiet zu beschränken hat, und bei welcher stets so zu behandeln ist, daß die Elektrotherapie auch wirklich einen Bewegungseffekt im paretischen Gebiet erzielt. Es sind nur Behandlungen mit einer Reizelektrode, das heißt mit einer Knopfelektrode mit Unterbrecher im gelähmten Bereich aussichtsreich und es ist mit der größten Genauigkeit die Reizung der e i n z e l n e n Muskeln durchzuführen. Sie werden sehr häufig sehen, daß, gleichgültig, ob ein Reizeffekt zu erzielen ist oder nicht, einfach mit der Rolle drauflos faradisiert wird, und wenn dann trotzdem Besserungen erzielt werden, so beweist das nur, wie groß die vis medicatrix naturae ist. Die stete Behandlung mit der Reizelektrode und die Reizung der einzelnen Muskeln ist schon deshalb ein dringendes Erfordernis, weil nur so auch wirklich jede Veränderung im elektrischen Verhalten der Muskeln sofort registriert und therapeutisch berücksichtigt werden kann. Über die Durchführung der Elektrotherapie werden wir noch im Zusammenhang zu sprechen haben (s. S. 118); hier sei nur die Notwendigkeit einer absolut sachgemäßen Behandlung hervorgehoben.

Wichtig ist für den Kranken die Indikationsstellung für einen eventuellen chirurgischen Eingriff in unseren Fällen. Diese Indikationsstellung ist eine so schwere, erfordert eine so große neurologische Erfahrung, daß sie wohl nicht ernst genug genommen werden kann. Die Stellung der Indikation ist natürlich viel leichter, wenn man den Fall ab initio kennt und über die Veränderungen der elektrischen Erregbarkeit dauernd orientiert ist. Dagegen ist auch der geübteste Neurolog außerstande eine Indikation nach einer einmaligen Untersuchung eines Falles zu stellen, der vielleicht tatsächlich bereits nach einem chirurgischen Eingriff verlangt. Viel leichter ist die Entscheidung, ob ein chirurgischer Eingriff noch abzulehnen ist. Dafür gilt der Satz, daß jeder chirurgische Eingriff jedenfalls dann noch abzulehnen ist, wenn die elektrische Erregbarkeit bei direkter Reizung der Muskeln des gelähmten Gebietes auf galvanischem Wege mit mittleren Strömen noch vorhanden ist. Ob diese Entscheidung eine endgültige ist, steht natürlich dahin. Praktisch müssen wir daran festhalten, daß eine abschließende Beurteilung derartiger Fälle durch eine einzige Untersuchung niemals möglich ist. Das Ergebnis der ersten elektrischen Untersuchung zeigt uns immer nur das augenblickliche Zustandsbild an, ohne daß wir dadurch in die Lage versetzt werden, zu entscheiden, ob der Fall sich in auf- oder absteigender Linie bewegt. Erst eine zweite Untersuchung, die wohl frühestens nach vierzehn Tagen, besser erst nach vier Wochen vorgenommen wird, gibt uns durch den Vergleich mit dem Ergebnis der ersten Untersuchung die erforderlichen Aufschlüsse. Daß wir bei erhaltener faradischer Erregbarkeit bei direkter Reizung, daß wir bei erhaltener indirekter Erregbarkeit wohl niemals an einen chirurgischen Eingriff denken werden, ist so selbstverständlich, daß es keiner eingehenderen Begründung bedarf. Schwer wird die Verantwortung nur in jenen Fällen, wo die direkte galvanische Erregbarkeit schon sehr gesunken ist, wo eine Umkehrung des Zuckungsgesetzes (s. S. 117) das Bild trübt und man bei der ersten Untersuchung tatsächlich nicht weiß, ob man bei einer Wiederholung der Untersuchung nach vierzehn Tagen noch überhaupt einen Reizeffekt wird auslösen können. In diesen Fällen wäre zu versuchen, die Reizempfindlichkeit durch Darreichung großer Testikeldosen (3mal täglich 2 Tabletten zu 0,30) durch zwei bis drei Tage zu erhöhen. Gelingt dieser Versuch, so kann man wohl auch noch weitere vier bis sechs Tage zuwarten und dann die elektrodiagnostische Untersuchung wiederholen; gelingt die Erhöhung der Reizempfindlichkeit nicht, dann wird man sich vorsichtshalber doch zu einem Eingriff entschließen, um die Erregbarkeit nicht vollkommen verlorengehen zu lassen. Man wird aber auch bei dem chirurgischen Eingriff seine Erwartungen nicht allzuhoch spannen dürfen. Handelt es sich um Implantation eines gesunden Nervenstammes, so sind die Effekte keine gerade verblüffenden, und werden Muskeltransplatationen vorgenommen, so gilt dafür eigentlich dasselbe. Wir hatten ja leider im Kriege Gelegenheit genug, die Effekte dieser Operationen zu kontrollieren, und ich würde wohl bezweifeln, daß es gelänge, einen Neurologen und einen Patienten zu finden, den diese Erfolge entzückt hätten. Immerhin aber ist es doch möglich, auf chirurgischem Wege einen Teil der Bewegungsdefekte zu beseitigen, und deshalb trägt der Neurolog die Verantwortung für die rechtzeitige Durchführung der Operation. Nicht genug scharf aber kann es verurteilt werden, wenn ein chirurgischer Eingriff leichtsinnigerweise zu früh durchgeführt wird und durch künstliche Schaffung abnormer Verhältnisse die Ausheilungsmöglichkeiten für den Patienten verschlechtert werden.

Einfacher liegen die Verhältnisse bei der Myelitis. Das Krankheitsbild, das ja manchmal ohne registrierte Fieberbewegung schleichend auftritt, wird häufig zunächst verkannt. Die Verwechslung mit multipler Sklerose ist oft schwer zu vermeiden, die Differentialdiagnose dort, wo keine deutlichen Sensibilitätsstörungen bestehen, eventuell auch dauernd eine schwere. Ist die Diagnose gemacht, so wird man in den akuten Fällen am besten wieder mit Vaccineurin (s. S. 30) behandeln, wird aber, wenn das akute Stadium vorüber und die spastische Paraparese eventuell schon etabliert ist, wohl auch hier versuchen mit Calcium die Spasmen günstig zu beeinflussen, so daß bei den chronischen Fällen die Entscheidung, ob es sich um myelitische Veränderungen oder um eine Sklerose handelt, für die Therapie nicht wesentlich in Betracht kommt. Es ist jedenfalls kein Fehler, die Behandlung einer Myelitis chronica so durchzuführen wie die der multiplen Sklerose. Es ist nur zweckmäßiger, Vaccineurin bei dem Verdacht der Myelitis zu verwenden als Typhusimpfstoff, weil das polyvalente Bakterienpräparat doch eher auch eine aetiologische Therapie darstellt als der einfache Impfstoff, der ja lediglich der Indikation der Fiebertherapie als solcher genügt. Die zu erzielenden Erfolge hängen natürlich vollkommen von der Ausbreitung des Prozesses ab. In leichten Fällen mit geringen Bewegungsdefekten wird man praktisch ziemlich häufig mit einer Restitutio ad integrum rechnen können, selbst wenn objektiv der Befund der spastischen Paraparese bestehen bleibt. Es ist manchmal ganz erstaunlich, welche Gangleistungen Patienten zu vollbringen vermögen, deren Babinski noch anhaltend auch nach der Behandlung positiv geblieben ist. Bei ausgebreiteteren organischen Defekten wird selbstverständlich nicht mehr mit der vollen Wiederherstellung der Funktion zu rechnen sein. Es wird daher derartig Kranken vernünftigerweise bezüglich des Behandlungseffektes nicht zuviel in Aussicht gestellt werden dürfen. Bei stärkeren Paraparesen ist natürlich auch eine entsprechende Mechanotherapie zu versuchen. Bei der nötigen Geduld wird auch in ungünstig liegenden Fällen noch so manches zu erringen sein. Die Maßnahmen sind dabei in gleicher Weise zu treffen, wie wir das früher bei der Encephalitis besprochen haben (s. S. 84).

Mit wenigen Worten möchte ich dabei noch auf eine chirurgische Maßnahme zu sprechen kommen, die vielleicht in Betracht gezogen werden könnte. Es ist dies die sogenannte Förstersche Operation. Diese außerordentlich geistreich erdachte Operation hat den Zweck, durch Herabsetzung der reflektorischen Erregbarkeit der Muskulatur, durch möglichste Ausschaltung der Sensibilität den Tonus der Muskulatur herabzusetzen und durch Ausschaltung der Spasmen die Bewegungsmöglichkeit zu verbessern. Zu diesem Zwecke werden im Bereich der geschädigten Extremitätenfunktion die hinteren Nervenwurzeln so durchschnitten, daß mit Erhaltung jedes dritten Wurzelpaares, das dem Zweck der Erhaltung des zur Funktion nötigen Sensibilitätsrestes dient, die Wurzeln zentral vom Spinalganglion durchschnitten werden. Leider ist der praktische Effekt dieser genial erdachten Maßnahme ein allzu geringer, als daß man die Operation wirklich in solchen Fällen auch durchzuführen berechtigt wäre. Die Nachbehandlung dieser Fälle zur Herabsetzung der Spasmen vollzieht sich nach meiner Erfahrung um nichts anders als ohne Wurzeldurchschneidung, und man kann wohl behaupten, daß die gleiche Mühe, auf die nichtoperierten Fälle angewendet, auch den gleichen Endeffekt hätte.

Nicht außer acht zu lassen ist bei länger liegenden Kranken die Sorge für die Fußstellung, die häufig eine Spitzfußstellung wird, die dann eventuell die Achillotenotomie erfordert. Gleichfalls besonderer Beachtung bedarf bei der Myelitis die große Gefahr des Dekubitus, der sich oft innerhalb weniger Stunden entwickelt. Daß bei Blasen- und Mastdarmstörungen für die eventuelle Aufrechterhaltung der Funktion zu sorgen ist, soll auch der Vollständigkeit halber erwähnt werden.

Von großer Wichtigkeit ist die Behandlung der akut und chronisch entzündlichen Erkrankungen der Hüllen des Nervensystems.

Die häufigsten derartigen Erkrankungen sind die purulenten Meningitiden, deren Aetiologie sehr häufig in Dunkel gehüllt bleibt. Häufig sind es Erkrankungen, die durch Übergreifen aus der Umgebung entstehen, im Gefolge von Erkrankungen der Nebenhöhlen und des Ohres. Die Diagnose kann ja sehr leicht aus dem Lumbalpunktat gestellt werden. Es ist bei den purulenten Meningitiden sehr wichtig, den Organismus gegen die Infektion zu stärken und dem sich bildenden Eiter nach Möglichkeit Abfluß zu verschaffen.

Die Behandlung kann entweder durch intravenöse Injektion von polyvalenten Vaccinen, Staphylo- oder Streptokokkenvaccinen erfolgen oder Injektion von Meningokokkenserum intralumbal.

Bei der intravenösen Behandlung, die sehr häufig völlig zum Ziele führt, gibt man als erste Dosis mindestens 25 Millionen Staphylo- oder Streptokokkenvaccine, natürlich soll vorher, was ja keine Schwierigkeit hat, die Natur des Infektionserregers festgestellt sein. Hohe Fieberreaktionen sind dabei sehr erwünscht. Tritt eine Besserung ein, so ist diese gewöhnlich nach 24 bis 48 Stunden bereits deutlich wahrnehmbar.

Die intradurale Injektion von Meningokokkenserum ist eigentlich nur der Behandlung der epidemischen Meningitis zugedacht, doch ist die Behandlung zweifellos auch bei den anderen purulenten Meningitiden wirksam. Die Technik dieser Behandlung wird gewöhnlich sehr einfach gemacht, indem man lumbalpunktiert und dann 20 bis 30 cm³ des Serums mittels Spritze durch die Lumbalnadel injiziert. Ich halte diese Methode, trotzdem sie unleugbare Erfolge aufweist, nicht für ideal, weil sie einen eventuell therapeutisch durch die Injektion verursachten Überdruck nicht verhütet. Nach meiner Überzeugung muß dabei genau ebenso vorgegangen werden wie bei jeder anderen endolumbalen Injektion, das heißt, es muß zuerst das entsprechende Liquorquantum abgelassen werden, dann möglichst viel Liquor noch in den Kolben (s. Technik der endolumbalen Injektion, S. 70) einlaufen und das Serum mit diesem Liquor vermischt durch Heben des Kolbens in den Duralsack gebracht werden. Es ist dazu keineswegs notwendig, wie dies in letzter Zeit beschrieben worden ist — allerdings nur für Kinder —, den gesamten Liquor zuerst durch Luft und dann die Luft wieder durch das Serum zu verdrängen. Ich glaube nicht, daß diese robuste, an den Gesamtorganismus des Kranken gewaltige Ansprüche stellende Methode bessere Erfolge aufzuweisen hat als die gewiß schonende, einfache endolumbale Injektion in der beschriebenen Weise.

Handelt es sich um sekundäre Meningitiden nach Ohr- oder Nebenhöhlenerkrankung, so ist die möglichst breite Eröffnung der Schädelhöhle im erkrankten Abschnitt indiziert. Im allgemeinen haben diese sekundären Meningitiden eine ungünstigere Prognose als die sogenannten primären, obwohl diese natürlich auch nicht primär sind. Jedenfalls aber ist die Reinfektion bei einer metastatischen Meningitis schwieriger als bei der aus der Umgebung übergreifenden und auch die Abszeßbildung im Cerebrum weniger drohend. Auch bei traumatischen Meningitiden ist die Prognose nicht so ungünstig, weil die Infektionsstelle gewöhnlich dem chirurgischen Eingriff gut zugänglich ist und so rechtzeitig ausgiebig revidiert werden kann.

Für jeder Therapie unzugänglich halte ich, trotz einiger gegenteiliger Behauptungen in der Literatur, die tuberkulöse Meningitis. Ich glaube nicht, daß es einen Neurologen gibt, der eine Meningitis mit dem typischen Liquorbefund und womöglich noch mit nachgewiesenen Tuberkelbazillen im Liquor schon hat genesen sehen. Es scheint richtig, daß wir durch sehr häufige Lumbalpunktionen, also durch Druckentlastung, das Leben dieser Kranken verlängern können, und es ist sicher richtig, daß wir in der Lage sind, durch Lumbalpunktionen, die täglich oder alle zwei Tage wiederholt werden, die oft furchtbar quälenden Kopfschmerzen zu beheben, die wir sonst nur bekämpfen können, indem wir dem Patienten Schlafdosen von Veronal oder Luminal mit Antipyreticis geben, und daß sehr häufig nach den Punktionen die quälende Brechneigung und das Erbrechen nachlassen. Deshalb erscheint die Häufung der Punktionen, solange der Patient dauernd bei Bewußtsein ist, angezeigt. Ein Verhindern des letalen Ausgangs habe ich dabei aber niemals gesehen.

Die chronischen Meningitiden verlangen bei ihrer Behandlung zunächst auch eine Fiebertherapie. Man wird, was man nicht mit dieser erreicht, auf anderem Wege kaum erreichen können. Das Bild ist zudem, geradeso wie bei den akuten Meningitiden, sehr häufig kompliziert durch das Übergreifen auf das Parenchym. Die Behandlung ist also, abgesehen von dem Versuch der Abheilung der Meningitis auf dem Wege der parenteralen Eiweißzufuhr, immer nur eine symptomatische, wie wir sie schon bei verschiedenen Gelegenheiten zu besprechen Veranlassung gefunden haben (Hemiparese, s. S. 97, Paraparese, s. S. 90, Erkrankungen der Hirnnerven, s. S. 58). Die Prognose ist nach dem früher Gesagten stets eine ganz unsichere. Erwähnt zu werden verdient immerhin die Möglichkeit der breiten Verklebung der Meningen mit dem Parenchym und die Notwendigkeit der Behandlung der lokalisierten und allgemeinen Epilepsie (s. S. 132) bzw. der auf solcher Basis entstehenden, unter dem Bilde des Rückenmarktumors oder, besser gesagt, des Abschlusses des Duralrohres verlaufenden Erkrankungen. Bei diesen letzteren Fällen möchte ich einen Versuch mit einer Einreibungskur, durchgeführt wie bei den Hg-Einreibungen (s. S. 8), mit 10%iger Stibosansalbe empfehlen. Ich habe damit bis jetzt in zwei Fällen eine so deutliche Besserung erzielt, nachdem alle anderen Mittel versagt haben, daß ich die gewiß unschädliche Prozedur doch stets wieder versuchen möchte. Über die Art der Wirkung bin ich allerdings vollständig im unklaren.

Die luetischen Meningitiden seien hier nur erwähnt, ihre Behandlung fällt vollkommen in das Gebiet der antiluetischen Therapie bzw. in das Gebiet rein symptomatischer Behandlung.

Zwölfte Vorlesung

Zerebrale Lähmungen. Haemorrhagien, Encephalomalacien, Tumoren, Syringomyelie, Myopathien, Neuritiden, Neuralgien

Wir kommen nun zur Besprechung der uni- oder multilokulären zerebralen Erkrankungen, die unter dem Bilde der sogenannten zerebralen Lähmungen verlaufen.

Der Typus, von dem wir ausgehen können, ist der der zerebralen Hemiparese. Wir wissen, daß die zerebrale Parese apoplektiform oder langsam entstehen kann, daß sie auf dem Wege der Embolie eines großen Gefäßes, sagen wir der Arteria cerebri media (Arteria fossae Sylvii), entstehen kann oder infolge einer Haemorrhagie in demselben Gefäßbereich, als vorübergehendes Zustandsbild der multiplen Sklerose, der Lues cerebrospinalis oder der Paralysis progressiva, als Tumorsymptom oder als Ausdruck einer Encephalomalacie oder einer Encephalitis, ebenso wie als Symptom der Uraemie. Bezüglich der Lues cerebri, der Paralyse, der multiplen Sklerose und der Encephalitis sei auf die Therapie dieser Erkrankungen hingewiesen (s. S. 36, S. 76 und S. 82). Die Behandlung der anderweitig begründeten Hemiplegien werden wir hier zu besprechen haben, abgesehen von der des Tumors cerebri, dessen Diagnose natürlich zuerst nach allen Regeln der Neurologie zu erheben sein wird.

Wir wollen uns zunächst den therapeutischen Notwendigkeiten des apoplektiformen Insults zuwenden.

Der Kranke stürzt plötzlich zusammen und bietet das Bild rechts- oder linksseitiger Hemiparese bei kompletter Bewußtlosigkeit. Die erste therapeutische Handlung, nachdem man sich überzeugt hat, daß dem Patienten nicht irgendein Fremdkörper im Halse steckt, ist seine Ruhelagerung. Es ist zweckmäßig, ihn mit dem Kopf etwas hoch zu lagern, wobei man am besten den Kopf ein wenig zur Seite dreht, erstens weil der Kranke vielleicht oder sogar wahrscheinlich erbricht und zweitens weil bei tiefer Bewußtlosigkeit die Zunge nach rückwärts fallen und ein Atemhindernis bilden kann. Ist eine Embolie anzunehmen, worüber ja die Anamnese bezüglich des Augenblicks bzw. der Zeit des apoplektischen Insults und auch die Untersuchung des Herzens Aufschluß geben kann, so werden wir dem Zustand des Herzens unser Hauptaugenmerk zuwenden. Für den Kranken können wir ja ohnedies im Augenblick nichts anderes tun, als daß wir ihn ruhig liegen lassen, sehen, daß der Darm und die Blase entleert wird (Klysma, Katheterismus) und daß er beim Brechakt womöglich nichts aspiriert. Bei hohem Blutdruck werden wir selbstverständlich eine entsprechend ausgiebige Venaepunktion vornehmen. Was die Versorgung des Herzens anbelangt, so werden wir alle Mittel, die eine Erhöhung des Blutdruckes herbeizuführen vermögen, nach Möglichkeit vermeiden. Nur wenn der Puls sehr schlecht wird, werden wir natürlich in der Wahl unserer Herzmittel nicht mehr allzu vorsichtig sein. Handelt es sich um eine Haemorrhagie, so dürfen wir nicht außer acht lassen, daß wir durch eine Steigerung der Herzaktion einen neuerlichen Bluterguß herbeizuführen vermögen; bei Embolie ist eine analoge Gefahr natürlich nicht vorhanden. Aber wir wissen, daß wir sehr häufig zunächst nicht in der Lage sind, das mit Sicherheit festzustellen. Zu unterlassen sind nach Möglichkeit alle irgendwie eingreifenden Prozeduren, lange Transporte, öfteres Umbetten usw. Um die Pflege zu vereinfachen und dem Kranken überflüssige Bewegungen zu ersparen, ist es sehr zweckmäßig, ihm ein rückwärts geschlitztes Hemd nur von vorn überzuziehen und für seine Reinhaltung nur durch einen Durchzug zu sorgen. Er kann dann ohne große Schwierigkeit im Bett gedreht und gereinigt werden. Zu unterlassen ist selbstverständlich jede Lumbalpunktion, die bei der frischen Blutung eine Lebensgefahr bedeutet und bei der Embolie keinen Nutzen bringen kann. Wenn man schon im unmittelbaren Anschluß an die Blutung etwas tun will, so wäre es die Injektion von Gelatine (20 bis 40 cm^3 unter die Bauchhaut), um die Gerinnungsfähigkeit des Blutes zu erhöhen. Sonst ist ruhig zuzuwarten und momentanen Indikationen zu entsprechen, gewiß besser als eine zwecklose Polypragmasie. Erwacht der Kranke aus seiner Bewußtlosigkeit — und wir wissen, daß wir die Prognose um so günstiger stellen dürfen, je schneller das geschieht —, so ist nicht zu vergessen, daß wir bei einer Embolie jetzt wohl für die nächste Zeit nicht mehr viel zu befürchten haben, daß bei einer Haemorrhagie aber für die nächsten Tage noch immer die Möglichkeit einer neuerlichen

Blutung besteht. Die strengste Ruhe ist also das erste Gebot für den Kranken. Bestehen Aufregungszustände, so sind natürlich Sedativa am Platze. Man wird dabei mit der Dosierung etwas vorsichtig sein, sich aber anderseits darüber klar sein müssen, daß die schwer gestörte Zirkulation im Zerebrum auch das Angreifen der sedativen Wirkung hindert, und wird zweckmäßig zu mittelgroßen Dosen von Veronal oder Luminal (0,3 bzw. 0,1) greifen, Morphiumdosen (0,01 oder 0,02) subkutan oder intern geben.

Ist eine Encephalomalacie oder Uraemie die Ursache des apoplektischen Insults, so ist wohl die in beiden Fällen gewöhnlich bestehende Blutdrucksteigerung die Anzeige für eine ausgiebige Blutentziehung. Die Differentialdiagnose darf dabei nicht allein aus dem Albumen im Harn, das man fast nach jedem apoplektischen Insult findet, gestellt werden, sondern lediglich aus dem Fehlen oder Vorhandensein geformter Nierenelemente bzw. nach dem Ergebnis der Reststickstoffbestimmung und dem Befund am Augenhintergrund. Die Behandlung wird sich in diesen Fällen nach der Grundkrankheit zu richten haben und kann zunächst ebenfalls nur augenblicklichen Indikationen zu genügen bestrebt sein.

Nach dem Abklingen der akuten Erscheinungen haben wir uns mit dem rückbleibenden Krankheitszustand, also im einfachsten Falle mit der Hemiplegie, zu befassen. Ist die Lähmung keine schwere, sind bald nach dem Erwachen aus der Bewußtlosigkeit spontane Bewegungen der gelähmten Extremitäten im größeren oder geringeren Umfang möglich, so sind unsere therapeutischen Aussichten keine schlechten. Wir werden nach Möglichkeit die spontanen Bewegungen fördern, indem wir den Patienten öfters im Tage üben lassen, werden aber sonst dem Patienten noch anhaltende Ruhe auferlegen. Auch bei seinen Übungen darf er sich nicht anstrengen. Mit aller Schonung werden wir nach acht oder zehn Tagen zu passiven Bewegungen und nach etwa vierzehn Tagen zur Faradisation der gelähmten Extremitäten übergehen. Dabei können die großen Gelenke mit der Rolle in Bewegung gesetzt werden, auch der Fuß kann von den langen und kurzen Streckern und Beugern her durch Rollenfaradisation behandelt werden, dagegen sind die Finger von Anfang an durch entsprechende Reizung mit der Knopfelektrode zu bewegen, wobei an der Hand im allgemeinen besonders die Strecker zu berücksichtigen sind. Wir dürfen nicht vergessen, daß in allen schwereren Fällen die Kontraktur droht und daß die Kontraktur in allen Fällen an der oberen Extremität vom Ellenbogengelenk an distalwärts eine Beugekontraktur ist.

Die tunlichste Kräftigung der Strecker ist daher vom ersten Augenblick der Behandlungsmöglichkeit an das wichtigste Gebot. Das bezieht sich naturgemäß auch auf die aktiven und passiven Bewegungen. Sind aktive Bewegungen der Strecker bald möglich, so ist die Gefahr der Kontraktur überhaupt sehr gering, gleichwohl soll sie nie außer acht gelassen werden. Die Übungen sollen jedenfalls nicht zu früh abgebrochen werden. Besonders wenn aktive Bewegungen möglich sind, muß der Kranke angehalten werden, auch selbst zu üben. Auch da muß berücksichtigt werden, daß die Strecker an der oberen Extremität besonders durch Übung zu stärken sind. Dabei sind einfache Übungen, wie das Ergreifen und Loslassen von Gegenständen, das weitaus Beste, weil sowohl zum Ergreifen wie zum Loslassen die Strecker in Tätigkeit gesetzt werden müssen und nur das Festhalten der Gegenstände eine fast reine Beugerfunktion ist.

Für das Bein, an dem Knie- und Sprunggelenke die Tendenz der Streckerkontraktur haben, sind bei den passiven Bewegungen dieser Gelenke besonders die Beuger zu berücksichtigen. Besonders bei länger bettlägerigen Kranken ist die Ausbildung der Spitzfußstellung um jeden Preis zu verhindern. Dagegen sind die Zehen, die eher der Beugekontraktur zuneigen, in einer Streckstellung zu halten, eventuell der Beugekontraktur durch eine entsprechende Beschuhung vorzubeugen. Sehr zweckmäßig sind auch, wo sich das durchführen läßt, Zanderübungen und eine nur sehr vorsichtig durchgeführte Widerstandsgymnastik. Die letztere kommt hauptsächlich für die Fingerbewegungen in Betracht und wird am besten so durchgeführt, daß man die Finger des Patienten gegen die gleichnamigen Finger der gleichnamigen Hand des Therapeuten üben läßt. Es ist so am ehesten eine richtige Dosierung des Widerstandes möglich. Maschinelle Widerstandsgymnastik ist viel weniger zweckmäßig.

Die Elektro- und Mechanotherapie ist selbstverständlich eine rein symptomatische Therapie. Was die aetiologische Therapie der Hemiplegie anbelangt, so haben wir schon früher Lues cerebri, Paralyse, Sclerosis multiplex, Tumor und Encephalitis ausgeschieden, ebenso wäre selbstverständlich diesbezüglich die traumatische Hemiplegie auszuscheiden. Was noch übrig bleibt, ist die spontane Haemorrhagie, die Embolie, die Encephalomalacie der Hypertoniker und die Uraemie. Was die letztere anbelangt, so ist ihre Behandlung eine internistische Angelegenheit, bei der der Neurolog nur das „non nocere" zu beachten hat. Was die Hypertonie anbetrifft, so wird der Neurolog deren Behandlung wohl auch gelegentlich ohne Internisten durchführen müssen, wenn die Symptome anhaltend neurologische bleiben. Die Venaepunktion habe ich bereits erwähnt, sie wird gegebenenfalls nach einigen Tagen wiederholt werden müssen. Sehr zweckmäßig ist, wie das vor ein paar Jahren angegeben wurde, die andauernde Darreichung von Brom. Zunächst gibt man 2 g pro die, später genügt 1 g täglich, durch zwei bis drei Monate. Die gleichzeitige Verabfolgung von Theobromin vermag das Herabgehen der Pulsspannung sehr zu beschleunigen. Außerordentlich gut bewährt hat sich mir diesbezüglich das schon einmal erwähnte Nitroscleran, über dessen Anwendung auf das bereits Gesagte verwiesen sei (s. S. 44). Es gelingt, wenn man dabei noch gelegentlich neuerdings venaepunktiert, sehr häufig den Gefäßdruck auf annähernd normaler Höhe zu erhalten. Dabei ist es keineswegs notwendig, wie man das oft sieht, dem Patienten alle vier bis sechs Tage Blut zu entziehen, sondern es genügt bei entsprechender Kontrolle mit dem Tonometer alle sechs bis acht Wochen 200 bis 300 g abzunehmen. Bei schlecht genährten oder überhaupt schwächlichen Patienten wird man von Blutentziehung wohl am besten Abstand nehmen. Es erscheint übrigens ganz wahrscheinlich, daß die Genese der Hypertension eine hormonale Aufklärung erhalten wird und daß dann eine wirklich aetiologisch orientierte Therapie dieser Erkrankung, der wir heute nur symptomatisch beizukommen trachten, möglich sein wird.

Sehr hilflos sind wir der Haemorrhagie und der Embolie bzw. der durch diese veranlaßten Encephalomalacie gegenüber. Wir geben auch heute bei diesen Erkrankungen Jod, wie dies von alters her der Brauch war. Es scheint dabei ganz zweckmäßig, mit sehr kleinen Dosen zu beginnen. Ich beginne jetzt mit 0,01 Natrium iodatum pro die. Wenn es gut vertragen wird, kann man die Dosis immer steigern um auf 0,5, eventuell auf 1,0 hinaufzugelangen. Höher braucht man wohl nicht zu gehen. Der Erfolg ist ohnedies zumeist ein recht problematischer und die Gefahr des Jodismus scheint, wenn man seinen diesbezüglichen Eindrücken vertrauen darf, in den letzten Jahren größer geworden zu sein. Die Ursache dieser Erscheinung ist vorläufig noch nicht klar.

Von der Therapie der multilokulären zerebralen Erkrankungen ist wieder Encephalitis und multiple Sklerose auszuscheiden. Es bleiben dann nur jene gewöhnlich hypertonisch basierten Encephalomalacien, deren Behandlung auch wieder nur nach den oben ausgeführten Grundsätzen erfolgen kann. Schwierig ist bei diesen Fällen mit pseudobulbären Symptomen die Übungstherapie.

Man wird damit im allgemeinen nur wenig Erfolg haben. Wir machen praktisch doch immer wieder die Erfahrung, daß eine einseitige Hirnläsion, selbst wenn sie an Ausdehnung absolut genommen größer ist als die Summe der bilateralen Läsionen, prognostisch günstiger liegt, weil offenbar doch immer das Einspringen ungekreuzter Fasern mit der Zeit wirksamer hervortritt; daß übrigens die einzelne Hirnläsion prognostisch auch günstiger liegt als eine Mehrzahl kleinerer derselben Hirnseite, die offenbar durch Zerstörung der Assoziationfaserung schwerere Ausfälle bedingen, ist eine Tatsache, die uns ebenfalls von Jahr zu Jahr deutlicher wird. Unsere Therapie kann sich in diesen Fällen lediglich auf die tunlichste Vermeidung von Schädlichkeiten beschränken, liegt also vorläufig noch sehr im argen.

Die Therapie miliarer Aneurysmen kommt, da der Zustand wohl nicht diagnostiziert wird, nicht in Betracht.

Die Besprechung der lokalisierten Erkrankungen des Nervensystems darf nicht beendet werden, ohne der Tumoren zu gedenken. Die Therapie ist allerdings nur dann eine neurologische, wenn es sich um luetische Tumoren, also um Gummen handelt, wo man wohl den Versuch antiluetischer Therapie machen muß, der gerade beim Gumma häufig nicht zum Ziele führt.

Was uns also hier beschäftigt, kann lediglich die Frage sein: Wann läßt man operieren und wann läßt man nicht operieren? Die Entscheidung dieser Frage wird natürlich immer eine individuelle sein. Es wird immer Neurologen geben, die die chirurgische Indikation ziemlich weit und solche, die sie sehr eng begrenzen. Ich will nicht leugnen, daß ich zu den letzteren gehöre. Ich glaube auch, daß man dabei die Indikationsstellung auch von dem Kranken abhängen lassen muß, der über die Möglichkeiten so weit als tunlich aufzuklären ist. Wir haben folgende Möglichkeiten vor uns: Entweder der Tumor ist lokalisiert oder nicht. Ist er lokalisiert, so kommt die Frage seiner Zugänglichkeit in Betracht. Ist er gut zugänglich, so wird man, wenn es sich um Stirn- oder Schläfenlappen handelt, operieren, das heißt möglichst radikal operieren. Handelt es sich um einen Tumor der Regio motoria, so wird man operieren, wenn man einen oberflächlichen Sitz anzunehmen berechtigt ist.

Man muß sich darüber klar sein, daß bei einem Sitz des Tumors im Stabkranz oder der inneren Kapsel der chirurgische Eingriff so große Zerstörungen setzt, daß der therapeutische Effekt so ziemlich gleich Null sein wird. Im Gegenteil, es werden bei der Operation Zerstörungen noch gesunder Substanz notwendig sein, die eventuell schwerere Funktionsausfälle, als früher bestanden haben, zur Folge haben werden. Es ist nur möglich, daß bei der Operation das Leben des Kranken, des noch schwerer gelähmten Kranken erhalten wird, das natürlich durch das Fortbestehen und Wachsen des Tumors gefährdet würde. Das Geschenk dieses Lebens ist ein so fragwürdiges, daß meiner Ansicht nach darüber nur der Patient selbst zu entscheiden hat; falls er dazu nicht imstande ist, seine gesetzlichen Vertreter. Zu operieren sind die Tumoren der Hypophyse, womöglich nach der Methode von Hirsch, auf dem nasalen Wege. Zu operieren sind ferner die Kleinhirnbrückenwinkeltumoren, die gut abgrenzbaren Tumoren des Stirn-, Schläfe- und Parieto-Occipitalhirns. Alles andere ist nicht radikal zu operieren.

Besonderes Augenmerk ist auf die Verhältnisse im Augenhintergrund zu richten. Bei bestehender Stauungspapille ist noch vor dem Einsetzen der sekundären Atrophie eine Entlastungsoperation nötig, das Cushingsche Ventil anzulegen. Denn wenn es auch durchaus fraglich ist, ob durch eine Operation um jeden Preis ein für den Kranken unsagbar elendes Leben erhalten werden muß, so ist es sicher nicht fraglich, daß wir die Pflicht haben, dem Patienten auf die Dauer seines Lebens sein Augenlicht zu erhalten. Dieser Notwendigkeit können wir leider praktisch bisweilen nicht mehr entsprechen, weil wir nicht so selten den Kranken erst in einem Stadium zu sehen bekommen, in dem an seinem Opticus nichts mehr zu retten ist. Jedenfalls muß aber der Opticus der Gegenstand unserer besonderen Fürsorge sein.

Was die Rückenmarkstumoren anbelangt, so ist deren Operation bei extramedullären Tumoren immer indiziert. Ihre Lokalisation ist bei entsprechender Erfahrung eine meist nicht sehr schwierige. Bei intramedullären Tumoren wird man wohl auch operieren lassen, da ja noch immer eine Besserung des Zustandes durch den Wegfall des Druckes möglich ist. Was die Lokalisation anbelangt, die hier gewiß sehr in den Bereich der Therapie fällt, so glaube ich nicht, daß es für einen Neurologen von Fach notwendig ist, die obere Grenze des Tumors mittels einer suboccipitalen Lipiodolinjektion zu bestimmen.

Anders verhält es sich mit der unteren Grenze, da wird man wohl in einzelnen Fällen die Myelographie nicht entbehren können, eventuell mit Lipiodol und Kopftieflagerung die untere Grenze zu bestimmen suchen. Das, was uns fraglich bleibt, ob es sich um einen wirklichen Tumor oder um breite meningeale Verklebungen handelt, wird aber leider weder auf dem Wege der Myelographie noch auf dem der Lipiodolinjektion entschieden. Ebensowenig auch die Frage des extra- oder intramedullären Sitzes, wenn diese Entscheidung nicht bereits klinisch zu treffen ist. Immerhin aber bleibt uns für die Therapie des Rückenmarkstumors wohl niemals ein anderer Ausweg als die Operation.

Die Frage der Nachbehandlung nach der Operation ist hier, soweit es sich um die neurologische Seite handelt, sehr kurz zu erledigen. Wir haben zunächst gar nichts zu tun, als den Operationseffekt durch mindestens drei Monate abzuwarten. Die Restsymptome sind dann nach den Grundsätzen zu behandeln, die wir vor kurzem bereits kennengelernt haben. Wir müssen uns aber dabei vor Augen halten, daß die Heilerfolge der nach einer Tumoroperation noch zurückbleibenden Hemiparese oder Paraparese noch ungünstigere sind als unter anderen Umständen, weil wir stets eigentlich abgeschlossenen organischen Veränderungen gegenüberstehen und uns daher stets auf eine Mechanotherapie oder eine Übungstherapie werden einstellen müssen, die der Patient, wenn er Geduld hat, für den Rest seines Lebens fortsetzen muß. Es bleibt uns nur die Verpflichtung übrig, den Patienten mit seinem Schicksal möglichst auszusöhnen.

Wenig erfreulich sind die therapeutischen Möglichkeiten bei den Erkrankungen, die uns nun beschäftigen müssen. Wir können sie in die Gruppe der unheilbaren Nervenkrankheiten zusammenfassen. Die Tatsache, daß wir so eine Gruppe haben, ist gewiß tief betrübend. Aber vielleicht schlägt auch für diese Erkrankungen einmal die Stunde. Wir dürfen nicht vergessen, daß es einmal, und es ist nicht so gar sehr lange her, eine Zeit gegeben hat, in welcher neun Zehntel der Erkrankungen, die wir bis jetzt besprochen haben, unheilbar waren. Die auch heute noch unheilbaren Erkrankungen sind die Syringomyelie, die amyotrophische Lateralsklerose und die sogenannte echte Bulbärparalyse.

Die therapeutischen Versuche bei der Syringomyelie haben bis jetzt sämtlich versagt. Es ist in den letzten Jahren üblich geworden, die Syringomyelie mit Röntgenbestrahlung zu behandeln. Eine Besserung habe ich davon niemals gesehen. Eine Entscheidung, ob die Syringomyelie nach Röntgenbestrahlung weniger rasch fortschreitet, ist wohl niemals zu treffen, da die Fortschritte dieser Erkrankung ja gewöhnlich sehr langsame sind und jahre-, ja jahrzehntelange Stillstände schon zu Zeiten beobachtet wurden, zu denen es eine Röntgenbehandlung noch gar nicht gab. Ein Schaden ist von dieser sicher nicht zu beobachten, daher ist gegen diese Therapie so wenig einzuwenden wie gegen jede andere unschädliche Behandlung. Symptomatisch ist natürlich alles zu versuchen, um den Patienten ihr Leiden nach Möglichkeit zu erleichtern. Eine Herabsetzung der Spasmen gelingt bisweilen, aber nur vorübergehend in der Weise, wie wir das schon besprochen haben (s. S. 81).

Die amyotrophische Lateralsklerose und die echte Bulbärparalyse sind ebenfalls nur symptomatisch zu behandeln. Wir sind dabei gar nicht imstande, die Fortschritte der Erkrankung aufzuhalten. Ein Versuch mit Strychnininjektionen von 0,001 pro die et dosi scheint in den Anfangsstadien bisweilen die Funktion zu verbessern, manchmal gelingt dies auch bei forcierter Darreichung von Testikelpräparaten (0,18 pro die). Das Fortschreiten der Erkrankungen macht dann diese Scheinerfolge sehr bald zunichte, und wir sind bei diesen Kranken, vor allem bei der progressiven Bulbärparalyse, auch nicht imstande, die schweren Schluckstörungen zu beseitigen. die für die Kranken die furchtbarste Qual darstellen, die durch die wachsende Schwierigkeit der verbalen Verständigung noch erhöht wird. Um diese letztere Erschwerung des Daseins in ihren Auswirkungen zu mildern, ist dafür zu sorgen, daß die Kranken und ihre Umgebung die Taubstummensprache lernen, was nicht schwer ist und die Kranken doch von Papier und Bleistift unabhängig macht. Das letztere Hilfsmittel pflegt übrigens bei Kombination mit amyotrophischer Lateralsklerose ohnedies bald zu versagen, während die gröberen Verständigungsbewegungen der Taubstummen noch längere Zeit möglich sind.

Nicht bei allen amyotrophischen Prozessen sind unsere therapeutischen Bemühungen so aussichtslose. Die ganze Gruppe der spinalen Muskelatrophien, die Erbsche progressive Muskeldystrophie sind sehr häufig besserungsfähig oder mindestens in ihrem Verlauf aufzuhalten. Wir dürfen allerdings nicht vergessen, daß wir in der Gruppe spinaler Amyotrophien vorläufig gewiß noch eine Reihe verschiedener Erkrankungen klinisch vereinigt sehen, die sicher nicht alle die gleiche Spezies — sit venia verbo — darstellen. Es ist wohl nur darauf hinzuweisen, daß die verschiedenen Atrophien gewiß nicht nur nach ihrer Lokalisation zu unterscheiden sind, daß es unter den spinalen Atrophien gewiß auch solche gibt, die noch andere sozusagen trophische Veränderungen als Mitläufer haben, und daß es vor allem kaum eine Erbsche Dystrophie gibt, bei der nicht auch die Haut Veränderungen aufweist.

Auch das häufige familiäre Auftreten ist, wie ich glaube, ein Beweis dafür, daß es sich nicht um spinale, neurotische, genuin myopathische Erkrankungen handelt, sondern um Störungen endokriner Natur.

Hier müssen auch unsere therapeutischen Bestrebungen einsetzen, ein Satz, der sicher nicht allgemeine Anerkennung finden wird, an den ich mich aber, durch die klinischen Erfahrungen dazu bestimmt, halte. Seither habe ich auch, obwohl unsere Hormontherapie — wir werden das in einer besonderen Vorlesung besprechen müssen — noch sehr im argen liegt, die ersten therapeutischen Erfolge gesehen. Ich will, da diese Kontrolle sehr leicht durchzuführen ist, auch nicht verschweigen, wieso ich zur Überzeugung gekommen bin, daß es sich vor allem bei der Erbschen Muskeldystrophie um hormonale Ursachen handelt. Seit etwa vier Jahren gab ich bereits ein Testikelpräparat in intraglutaealen Injektionen. Ich war dabei lediglich von dem Gedanken geleitet, ein mächtiges Tonicum der schwindenden Muskelkraft entgegenzustellen. Dabei machte ich die Erfahrungen, daß bei der ganzen großen Menge von intramuskulären Hg-Injektionen der Luetiker nicht so viele Nadeln abbrachen wie an der manchmal noch kindlichen Haut der Dystrophiker. Man merkt bei genauerem Zusehen auch in den meisten Fällen, daß die Haut ähnlich wie bei der Dermato-Myositis von Lorenz sich ändert und daß gerade diese Änderung auf Testikelzufuhr zurückgeht. Es scheint, daß auch bei weiblichen Wesen das Testikelpräparat ganz gut wirkt, eine Tatsache, die wir noch zu erörtern haben werden und die durchaus nicht gegen den hormonalen Ursprung der Erscheinungen spricht! Ich habe bis jetzt doch im Verlauf fortgesetzter Hormontherapie bereits zwei unzweifelhafte Erbsche Dystrophien vollkommen zurückgehen gesehen, einmal bei einem 12jährigen Mädchen, einmal bei einem 25jährigen Manne.

Ich habe spinale und neurotische Atrophien sich mindestens teilweise bessern gesehen und in ihren Fortschreiten innehalten. Sind diese Ergebnisse keineswegs begeisternd, so sind sie doch nur ein Anfang. Wir werden allmählich ja doch hormonal klüger werden und unsere Hormontherapie, die vorläufig in diesen Fällen nur ein Herumtappen im Finstern ist, dementsprechend verbessern können. Jedenfalls muß uns bei diesen Erkrankungen, die einmal unheilbar waren, der Gedanke der relativen Beeinflußbarkeit darin bestärken, einen Weg zur Verbesserung unserer Erfolge zu suchen, und wir müssen auch bedenken, daß hormonale Erfolge nicht sehr rasch zu erringen sind. Ich halte diese Fälle andauernd unter Keimdrüsenhormon und wechsle dabei zwischen interner Darreichung und Injektion ab. Die Injektionen der Keimdrüsenpräparate verabreiche ich jetzt alle intravenös, da mir die Wirkung so eine bessere zu sein scheint. Wir wollen dabei aber nicht aus dem Auge lassen, daß diese Therapie bis jetzt eine rein empirische ist und zu einer wirklich verläßlichen Therapie erst ausgebaut werden muß. Ich verabreiche jetzt 3mal wöchentlich eine Keimdrüseninjektion durch zehn Wochen und gebe dann durch ein halbes Jahr 3mal täglich 0,3 Testikelsubstanz oder 3mal täglich 0,6 Ovarialsubstanz, immer abwechselnd. Die bisherigen Erfolge ermutigen, in dieser Therapie so lange fortzufahren, bis wir etwas Besseres haben.

Haben wir jetzt Krankheiten besprochen, deren Sitz vermutlich ein peripherer ist, so wollen wir uns nunmehr den Erkrankungen zuwenden, die noch sicherer in die Peripherie lokalisiert werden, die wir, da sie therapeutisch bis zu einem gewissen Grade zusammengehören, zum Teil auch gemeinsam besprechen müssen, die aber sicher aetiologisch differente Krankheiten darstellen. Es sind dies die Neuritiden und die Neuralgien.

Bei den akuten Neuritiden ist das zuerst zu bekämpfende Symptom der Schmerz, dieser quälende Schmerz, der die Kranken Tag und Nacht nicht zur Ruhe kommen läßt und der den Kranken kein Ausruhen, keine Erleichterung in irgendeiner Stellung gestattet. Es ist unmöglich, diese Kranken so lange hinzuhalten, bis unsere sachlichere Therapie Erfolg hat, und man tut gut daran, in diesen Fällen mit Morphium in den ersten Tagen nicht zu sparen. Ich gebe diesen Kranken für die ersten Tage eine Lösung, die Morphium enthält und die eine erhöhte Einzeldosis dieses Mittels zur Förderung der Nachtruhe noch gestattet. Verwendbare Arzneimittel sind die folgenden:

Morphini hydrochlor.	Morphini hydrochlor.	Morphini hydrochlor.
0,20 bis 0,30	0,20 bis 0,30	0,20 bis 0,30
Antipyrini	Antipyrini	Antipyrini
Theobromini natriosal.	Theobromini natriosal.	Theobromini natriosal.
Natrii salicyl.	Natrii salicyl.	Natrii salicyl.
āā 15,0	āā 15,0	āā 15,0
Coffeini natriobenz.	Coffeini natriobenz.	Coffeini natriobenz.
2,0 : 300,0	2,0	2,0
2mal täglich 1 Eßlöffel	Natrii diaethylbarbitur.	Natrii diaethylbarbitur.
	0,30 bis 0,50: 300,0	0,30 bis 0,50
	2mal täglich 1 Eßlöffel	Luminal-Natrii
		0,10: 300,0
		2mal täglich 1 Eßlöffel

Die beiden letzten Arzneiformen pflegen auch unter Tags einen mäßigen Schlafzustand, manchmal auch mehrstündigen Schlaf zu erzeugen, der dem Kranken Zeit zum Ausruhen gibt. In schweren Fällen wird man trotzdem eventuell noch 0,01 bis 0,02 g Morphium verabreichen müssen. Jedenfalls gebe man in diesen Fällen, da die Beschwerden nachts am ärgsten zu sein pflegen, am späten Abend: Luminal 0,30, Morphinum hydrochlor. 0,02, Pyramidon 0,30 oder an Stelle des Luminals Veronal 0,50 bis 0,75.

Häufig wirken über den Tag verteilte Pulver besser als die Arzneilösung und man verabreicht:

Morphini hydrochlor.	Morphini hydrochlor.	Morphini hydrochlor.
0,10 bis 0,20	0,10 bis 0,20	0,10 bis 0,20
Pyramidon, Phenacetin,	Pyramidon, Phenacetin,	Pyramidon, Phenacetin,
Aspirin	Aspirin	Aspirin
āā 3,0	Coffeini natriobenz.	Coffeini natriobenz.
Coffeini natriobenz.	Chinini hydrochlor.	Theobrom. natriosal.
1,0	āā 2,00	Chinini hydrochlor.
Mfp. Div. in dos. XX	Mfp. Div. in dos. XX	Veronal
ad chart. cerat.	ad caps. amyl.	āā 2,0
4 Pulver täglich	4 Pulver täglich	Mfp. Div. in dos. XX
		ad caps. amyl.
		4 Pulver täglich

Auch wird hier bisweilen eine Verstärkung der Morphiumkomponente notwendig sein. Ich will neuerdings darauf hinweisen, daß das Morphium ungünstig auf die Verdauung wirkt und daß daher entsprechend für eine Darmentleerung gesorgt werden muß. Am besten durch Karlsbader Salz, zweckmäßig auch durch den Gebrauch der Bitterwässer und durch hohe Klysmen, mit denen nicht gespart werden soll. Zugleich muß die Neuritis als solche behandelt werden. Das Mittel κατ' ἐξοχήν ist sicher das Vaccineurin, das wir ja bereits wiederholt erwähnt haben und das wir Doellken verdanken. Die Art der Darreichung wird je nach dem Fall verschieden sein. Sie muß, meiner Überzeugung nach, immer intravenös geschehen, da die Zahl der Versager bei intramuskulärer Injektion nicht gering ist. Auch die später von Doellken selbst vorgeschriebene Behandlung, wobei die erste Injektion intravenös zu erfolgen hat, die übrigen intramuskulär, bleibt an Erfolgen weit hinter der dauernd intravenösen Behandlung zurück. Überlegen wird man sich lediglich nach den Erfordernissen des Falles die Dosis und die Steigerungen. Man wird bei diesen meist ganz zusammengebrochenen Kranken womöglich nicht mit $^1/_{50}$ beginnen, außer man hätte es mit einem besonders kräftigen Individuum zu tun.

Man muß dabei auch immer berücksichtigen, daß die ohnedies gewaltigen Schmerzen durch die einsetzende Temperatursteigerung gewöhnlich noch gesteigert werden. Anderseits aber ist zu berücksichtigen, daß die Schmerzen um so mehr zurückgehen, je höher die Temperatur war, und um so rascher ganz nachlassen. Die ideale Forderung wäre also die plena dosis, aber wir werden ihr nur in wenigen Fällen entsprechen können. In den meisten Fällen werden wir uns damit begnügen müssen, mit kleinen Dosen, mit $^1/_{250}$ bis $^1/_{150}$ zu beginnen und auch entsprechend vorsichtiger zu steigern, als dies nach den Originaldosen intravenös möglich wäre. Wir werden im allgemeinen so vorgehen, daß wir bei Temperaturen über 39° nicht steigern, aber dieselbe Dosis am nächsten Tag wiederholen. Sollten die Schmerzen bei Temperaturanstieg sehr arge gewesen sein, so werden wir wohl auch einen Tag pausieren müssen. Bei Temperaturen unter 38° werden wir ohne weiteres auf das 1½fache der früheren Dosis steigern können, bei Temperaturen unter 37,5° auf das Doppelte, während wir bei erzielten Temperaturen zwischen 38° und 39° je nach dem Ausmaß der Temperatursteigerung um $^1/_4$ bis $^1/_3$ der früheren Dosis hinaufgehen und in allen diesen Fällen die Injektion bereits am folgenden Tag wiederholen werden. Es muß dazu auch keineswegs im Beginn der Behandlung die vollständige Entfieberung abgewartet werden. Man riskiert dabei nur einen etwas höheren Temperaturanstieg und kann dann noch einmal bei der dritten Injektion die Dosis dementsprechend reduzieren. Der Rückgang der ärgsten Schmerzen wird den Kranken gewöhnlich sehr bald die durch die Behandlung unvermeidlich hervorgerufenen Beschwerden vergessen lassen. Die dritte Injektion wird von der zweiten zweckmäßig durch einen fieberfreien Tag getrennt. Es empfiehlt sich, die Intervalle überhaupt bald auf 72 bis 96 Stunden zu vergrößern, da bei länger dauernder Häufung die Reaktionen sehr bald unbrauchbar werden und dementsprechend auch der Erfolg ein geringerer wird. Wir sind dabei in den wenigsten Fällen so glücklich, bereits mit den ersten Injektionen einen länger dauernden Erfolg zu erzielen. Da wir aber in jedem Falle die Neuritis vollkommen auszuheilen trachten müssen, schon um eine daraus sich entwickelnde chronische Neuritis zu vermeiden, so werden wir sehr gut daran tun, unsere Munition nicht zu plötzlich und nur unter voller Ausnützung der Wirkung zu verschießen.

Es ist ziemlich üblich, jede Neuritis von Anbeginn an mit Heißluft, Schlammpackungen u. dgl. zu behandeln. Jeder, der diesen Versuch macht, wird zur Erfahrung gelangen, daß sehr heiße Prozeduren kaum jemals vertragen werden und daß sie im Gegensatz zu den chronischen Formen der Neuritis niemals etwas nützen. Das Hauptefordernis ist immer die Ruhigstellung der erkrankten Partie, bei ausgebreiteter Polyneuritis: die des ganzen Körpers. Auch bei voller Ruhigstellung, die für die Beine an sich schmerzstillend wirkt, pflegen die Schmerzen in den Armen nicht nachzulassen. Günstig wirkt manchmal die Ruhigstellung durch Armschlingen, meist ist sie aber nicht möglich, weil die Aufhängung des kranken Armes an den Schultern in schwereren Fällen wegen der Schmerzhaftigkeit unerträglich ist. In solchen Fällen muß die Ruhigstellung durch passend gelegte Kissen durchgeführt werden, die möglichst weich sein sollen, da die Schwere des Gliedes selbst durch den von der Unterlage geübten Gegendruck schmerzlich empfunden wird. Zum Glück gelingt es energischer Schmerzstillung, diesen sonst unerträglichen Zustand doch einigermaßen zu beherrschen. Wesentlich ist es, die Regelung des Stuhls nicht außer acht zu lassen. Die ärgsten Beschwerden klingen unter den geschilderten Maßnahmen gewöhnlich in zwei bis drei Wochen ab, die Behandlung der akuten Neuritis soll aber ihr Bestehen um mindestens drei Wochen überdauern.

Die Behandlung der chronischen Neuritis ist gewöhnlich viel weniger aussichtsvoll. Allerdings sind die Beschwerden auch weniger heftige. Die Schmerzen pflegen, von zeitweiligen Exazerbationen abgesehen, erträglich zu sein. Dagegen sieht man Paresenerscheinungen gewöhnlich ausgeprägter. Was die Behandlung der Schmerzen der chronischen Neuritis anbelangt, so wäre die Vaccineurinbehandlung als wesentlichstes Heilmittel zu empfehlen. Sie wird nicht so brüsk durchgeführt, wie man das bei der akuten Neuritis gerne tun will, sondern nach dem schon besprochenen, weniger angreifenden Vorgehen (s. S. 30). Die Erfolge sind in den meisten Fällen recht gute. Sehr zweckmäßig ist es, diese Kur durch die Anwendung warmer, ja heißer Applikationen zu unterstützen. Heißluft und Schlammpackungen sind häufig ganz ausgezeichnet wirksam, um so wirksamer, je weniger veraltet das Übel ist. Die Applikationen sollen so heiß als möglich vorgenommen werden, aber nur dann, wenn keine schwereren Sensibilitätsstörungen bestehen. In letzterem Falle sind alle heißen Prozeduren, die nicht vollkommen sicher thermometrisch geprüft werden können — und das ist z. B. bei Schlammpackungen sehr schwierig — zu unterlassen. Gegen Heißluft ist dabei nichts einzuwenden. Ganz ausgezeichnet wirken bei den chronischen Neuritiden häufig die Schlammbäder in Pistyan, die Radiumbehandlungen in Gastein, Joachimstal und, wie es scheint, auch in Schallerbach. Allzuviel wird man den chronisch Neuritiskranken nicht versprechen dürfen und sie besonders gleich darauf vorbereiten müssen, daß eine Badebehandlung kaum jemals die Heilung bringt. Gewöhnlich sind zwei oder drei solcher notwendig, um den Zustand andauernd günstig zu beeinflussen. Daß der chronische Neuritiker auch bei sonstiger Ausheilung noch ziemlich ausgiebig auf Witterungseinflüsse reagiert, ist durch gar keine Behandlung zu ändern. Was die einzelnen Formen akuter und chronischer Neuritis anbelangt, so ist deren Behandlung den augenblicklichen Erfordernissen anzupassen. Ich sehe dabei von der Behandlung der Neuralgien ohne Neuritis ab, sie wird alsbald für sich besprochen werden.

Die häufigste Sonderform der Neuritis ist die Facialislähmung, die nicht immer, aber sehr häufig als echte Neuritis mit allerdings gewöhnlich rasch vorübergehenden Schmerzempfindungen im Ausbreitungsgebiet des Facialis einhergeht. Die Schmerzempfindungen werden dabei als Ausdruck neuritischer Veränderungen im Gebiet des Nerven von dessen Nervi nervorum vermittelt. Sie sind gewöhnlich kurzdauernd und bedürfen keiner besonderen Behandlung. Die übrigbleibende Lähmung, die gewöhnlich rheumatisch genannt wird, worunter man sich normalerweise nichts vorstellen kann, muß zunächst mit Aspirin, dreimal täglich 0,50, mit Schwitzprozeduren u. dgl. behandelt werden, ehe man sich über das Krankheitsbild als solches nach der Schwere desselben genauer orientieren kann. Wir werden ja noch hören, daß es etwa zehn Tage dauert, um nachweisbare Veränderungen in der elektrischen Erregbarkeit der Nerven konstatieren zu können. Die Elektrotherapie der Lähmung muß sich dann nach den für sie allgemein gültigen Regeln richten, die alsbald zu besprechen sein werden (s. S. 118). Sehr wichtig ist es in allen schwereren Fällen, die Gefahr des Eintritts einer Kontraktur zu vermeiden. Am zweckmäßigsten geschieht dies mit Massage, die aber vollkommen sachgemäß durchgeführt und hauptsächlich auf die Dehnung der gefährdeten Muskeln gerichtet sein muß. Sehr zweckmäßig sind ad extremum durchgeführte Übungen der Muskulatur der gesunden Seite, die sofort einzusetzen haben, wenn die willkürliche Innervation sich auf der kranken Seite wieder zu zeigen beginnt. Gegen die sich bereits entwickelnde Kontraktur sind wir fast ganz machtlos, das einzige, was uns in diesen Fällen übrigbleibt, ist die fortgesetzte Dehnung der befallenen Muskeln auf mechanotherapeutischem Wege. Bei jedem Aussetzen dieser Behandlung, zu der der Patient selbst erzogen werden muß, ist alles Gewonnene sehr rasch wieder verloren. Die Massage hat der Patient mit dem Daumenballen und der flachen Hand der gleichnamigen Seite in der Weise durchzuführen, daß der Funktionsrichtung der Muskeln entgegengearbeitet wird, während im Beginn der Erkrankung in der Aktionsrichtung der Muskulatur massiert werden soll. Da im Gesicht beide Richtungen den kardial gerichteten Abfluß des Blutes nicht tangieren, so verstößt diese Änderung der Aktionsrichtung nicht gegen die höheren Anforderungen der Massagetechnik. Wann und ob man bei der Facialislähmung einen chirurgischen Eingriff für indiziert halten wird, darüber sind die Ansichten verschieden. Im allgemeinen würde ich nicht glauben, daß eine Facialisparese, auch wenn sie mit starkem Defekt ausheilt, was ja bisweilen bei schweren Fällen trotz der besten Behandlung geschehen kann, einen chirurgischen Eingriff notwendig macht. Der Chirurg kann ja dabei nichts anderes als einen Implantationsversuch — der in Betracht kommende Nerv wäre dabei die Accessoriusverzweigung am Hals — machen, der zwar schließlich eine Innervation der geschädigten Muskulatur, aber eine der Accessoriusfunktion synchrone, ermöglicht. Ob es nun soviel Unterschied macht, wenn beim Lächeln die gelähmte Seite in Ruhe bleibt und dafür bei der Hebung der Schulter sich die gleichseitige Gesichtshälfte verzieht, oder ob die gelähmte Seite überhaupt in Ruhe bleibt, mag dabei noch dahinstehen. Anders liegt die Sache natürlich bei traumatischen otogenen Facialislähmungen, die eventuell durch Revision der Läsionstelle und Schaffung günstigerer Bedingungen für die Vereinigung der etwa getrennten Nervenendigungen in normaler Weise zu Ausheilung kommen können.

Im Gegensatz zu dieser motorisch sich auswirkenden Neuritis ist die Neuritis ischiadica gewöhnlich stärker sensibel betont. Abgesehen natürlich von der Neuralgia ischiadica, die ihre Sonderbesprechung verlangt. Die Neuritis ischiadica zeigt gewöhnlich keine gröberen motorischen Ausfälle, dafür sind die Schmerzen außerordentlich intensiv. Die Schmerzstillung erfordert nur in den seltensten Fällen größere Morphiumdosen, gewöhnlich kommt man mit einem der früher angeführten schmerzstillenden Mittel aus (s. S. 105). Heiße Applikationen werden auch hier in den ersten Tagen gewöhnlich nicht sehr gut vertragen. Ruhe ist auch da in den ersten Tagen absolutes Erfordernis, in der späteren Zeit ein ganz ausgezeichnetes unterstützendes Mittel. Vaccineurin wirkt gewöhlich sehr gut, nur tritt die Wirkung so langsam ein, daß gewöhnlich durch längere Zeit zur medikamentösen Schmerzstillung gegriffen werden muß. Die Prognose ist in allen Fällen, bei denen der Achillesreflex der kranken Seite vollkommen erloschen ist, bezüglich der Dauer sehr vorsichtig zu stellen. Für das weitaus beste Mittel zur fast augenblicklichen Wirkung halte ich die perineurale Infiltration des kranken Nerven. Bereits mit Kochsalzlösung sieht man dabei eine bisweilen ganz ausgezeichnete Wirkung, weitaus besser ist dieselbe bei Injektion einer Antipyrinlösung (Antipyrin 10,0, Aqua destill. 20,0 steril!). Es werden dabei 2 bis 3 cm^3 perineural injiziert. Zur Vorsicht, um irgendwelchen kardialen Zwischenfällen nach Antipyrin vorzubeugen, verabreiche man 20 bis 30 Minuten vor der Injektion 10 Tropfen Strophantus in Tinkturform.

Die perineurale Injektion des Ischiadicus wird am oberen Ende des nach dem Zusammentritt seiner Wurzeln formierten Gesamtstammes des Nerven vorgenommen. Dieser ist in der Höhe des Trochanter maior in der Verbindungslinie dieses mit dem Sitzknorren zu finden, und zwar bei gestrecktem Hüftgelenk im Übergang vom äußeren zum mittleren Drittel der Verbindungslinie. Bei gebeugtem Hüftgelenk ist der Nerv ungefähr in der Mitte der Verbindung zu treffen. Ich injiziere, da das für Patienten und Arzt am bequemsten ist, in einfacher Bauchlage des Kranken. Die Partie wird mit Jodtinktur desinfiziert und die mit einer 10 cm langen, entsprechend starken Nadel armierte 5 cm^3-Spritze mit den Fingerspitzen festgehalten. Die Nadel wird dann an der bezeichneten Stelle mit einem raschen Stoß durch die Haut eingestoßen und nun langsam und vorsichtig senkrecht zur Oberfläche in die Tiefe vorgeschoben. In einer Tiefe von 6 bis 9 cm — je nach der Stärke des Panniculus adiposus — trifft man auf den Nerv. Man sieht dabei ein leichtes Zucken der Ischiadicusmuskeln, und der Kranke fühlt dabei deutliche Paraesthesien im ganzen Gebiet der Ischiadicusausbreitung. Die Nadel wird sofort angehalten, um etwa ½ bis 1 mm zurückgezogen und nun der Inhalt der Spritze, 2 bis 3 cm^3, langsam eingespritzt. Dabei hat der Kranke bei richtiger Applikation keine Schmerzen, sondern lediglich stetig bis zum Injektionsschluß wachsende Paraesthesien. Vor der Injektion überzeugt man sich, ohne die Lage der Nadel und die Stellung der Spritze zu verändern, durch einen Zug am Stempel der Spritze, daß die Spitze der Nadel keine Vene eröffnet hat. Nach der Injektion läßt man Spritze und Nadel noch etwa durch eine Minute ruhig in der Injektionsstellung und zieht dann langsam die Spritze mit der Nadel heraus. Gewöhnlich blutet die Stichöffnung der Dicke der Nadel entsprechend etwas nach, Antipyrin tritt, wenn man genügend lange mit dem Herausziehen der Nadel gewartet hat, nicht aus der Stichöffnung. Der Kranke bleibt, während man die Stichwunde versorgt, und später noch durch etwa eine halbe Stunde in unveränderter Bauchlage. Der Injektionserfolg ist in den meisten Fällen ein ganz ausgezeichneter, die Patienten stehen gewöhnlich mit sehr verminderten Schmerzen auf und verlieren die Schmerzen nach weiteren fünfzehn bis achtzehn Minuten vollkommen. Unangenehm ist dabei lediglich die manchmal mehrere Tage anhaltende Sensibilitätsstörung im Ischiadicusgebiet, die eine vorübergehende Unsicherheit beim Gehen bewirken kann. Gewöhnlich ist aber die Sensibilitätsstörung nur objektiv feststellbar, ohne den Patienten zu stören. Die Wirkung ist bisweilen, aber doch etwa nur in einem Viertel der Fälle, eine dauernde, so daß man sicher praktisch von einer Heilungsmöglichkeit durch eine einzige Injektion sprechen kann. In den meisten Fällen muß die Injektion wiederholt werden. Man tut das am besten nicht vor dem achten Tage, da das Antipyrin eine mäßige Infiltration der Umgebung an der Depotstelle bewirkt, die bei früherer Injektion mit der Nadelspitze deutlich zu fühlen ist. Diese etwas starre Schicht bewirkt auch schon, ehe man mit der Nadel auf dem Nerv ist, die geschilderte Paraesthesie, so daß die Injektion nicht sicher richtig appliziert werden kann.

Immer ist bei der Applikation der Injektion mit größter Vorsicht vorzugehen. Es ist dabei zu berücksichtigen, daß Antipyrin eine Infiltration hervorruft und daher zur Schonung des Nerven, wie dies oben angegeben, die Nadel etwas zurückzuziehen. Es ist auch ferner zu berücksichtigen, daß eine ungeschickt applizierte Injektion eine Lähmung traumatischer Genese im Ischiadicusgebiet hervorrufen kann, die eventuell

Monate zu ihrer Heilung bedarf. Trifft man bei der in der angegebenen Weise entrierten Injektion nicht auf den Nerven, was bei sehr fetten Individuen durch die Erschwerung beim Abtasten der Richtpunkte wohl geschehen kann, so kann man bei vorsichtiger Sondierung mit der Nadel gewöhnlich von der ersten Einstichstelle aus noch zum Ziel gelangen. Ist der Nerv von da aus nicht mehr zu erreichen, so ist es zweckmäßig, nochmals einzustechen, da durch allzu angestrengtes Suchen Gewebs- und Gefäßzerreißungen herbeigeführt werden können und der Injektionserfolg so beeinträchtigt oder aufgehoben werden kann.

Gegen die chronische Neuritis ischiadica wirkt bisweilen die Injektion von Antipyrin in der früher geschilderten Weise ebenfalls sehr günstig. Wichtig für den Injektionserfolg ist aber die Sicherstellung der Diagnose. Die zahlreichen, unter dieser Diagnose segelnden chronischen Arthritiden der Articulatio sacro-iliaca, die zahlreichen sekundären Ischialgien bei Frauenleiden und die chronischen Ischialgien bei Prostatikern heilen natürlich durch die perineurale Infiltration nicht aus. Wichtig ist die Applikation von heißen Prozeduren, Heißluft, Fango- und Moorpackungen, Schwefelbäder. Gerade bei chronischen Ischialgien wäre auch die epidurale Injektion von Antipyrin in der früher erwähnten Konzentration zu versuchen. Sie ist viel leichter als die perineurale und auch ungefährlicher, da eine Verletzung des Nerven auch bei Ungeübten nicht möglich ist. Die epidurale Injektion wird wieder in Bauchlage des Patienten gemacht. Die Vorbereitungen und die Dosierung sind die gleichen wie früher. Es wird der Hiatus sacralis abgetastet und die Nadel genau in der Mittellinie schräg nach vorn und oben (das heißt gegen den Kopf des Patienten) eingestoßen. Die Nadel passiert bei richtiger Direktion den Hiatus leicht und geht auch leicht im Sakralkanal aufwärts. Bei Schwierigkeiten im Vorschieben der Nadel darf keine Gewalt angewendet werden. Es ist dies ein sicheres Anzeichen dafür, daß die Richtung eine verfehlte ist. In diesem Falle muß die Nadel etwas zurückgezogen und mit Vermeidung des Hindernisses, das ja ziemlich unschwer mit der Nadel abgetastet werden kann, neuerdings vorgeschoben werden. Die Nadel muß in eine Tiefe von 6 bis 10 cm vordringen, ein Zug am Spritzenstempel zeigt, ob die Nadel nicht in einem Venenplexus steht, und dann kann wieder langsam injiziert werden. Spritze und Nadel bleiben wieder durch etwa eine Minute liegen. Die übrigen Maßnahmen können wie oben durchgeführt werden. Die Injektion mit Antipyrin soll nicht vor vierzehn Tagen epidural wiederholt werden, da die Infiltration im Sakralkanal sonst manchmal sehr große Schmerzen bereitet. Dagegen kann man an deren Stelle schon früher ein bis zwei Kochsalzinfiltrationen durchführen, die bisweilen ja ebenfalls gut wirken. In den schweren chronischen Fällen wäre auch eine Reiztherapie durchzuführen, die oft ganz gute Wirkung tut, z. B. örtliche Applikation von Emplastrum Cantharidum bis zur Blasenbildung. Die beste Applikationsstelle ist die Stelle des Druckpunktes über dem Foramen ischiadicum maius. Mit der lokalen Reiztherapie, die eine aseptische Injektion an der betreffenden Stelle natürlich auf lange Zeit illusorisch macht, gibt man die Möglichkeit einer perineuralen Injektion aus der Hand. Viel stärker wirkend als das Kantharidenpflaster ist eine Salbe, die angeblich — ich stehe dafür nicht ein — auch von Munari zu seinen Ischiaskuren verwendet wird, die den Nachteil der eventuellen Dermatitis hat und daher nicht ohne stete Kontrolle der Haut verwendet werden darf, die aber sehr häufig sehr gut wirkt. Es ist dies: Methyl. salicyl. 10,0, Tct. Opii, Tct. Belladonnae, Acid. oleinicum $\overline{aa}$ 5,0, Liniment. Terebinth. ad 75,0. Diese Masse wird über die Schmerzstellen, eventuell über die ganze Extremität, entsprechend der Ischiadicusverzweigung eingerieben. Bisweilen genügt dabei eine leichte Rötung der Haut zum Erfolg, gewöhnlich muß die Dermatitis bis zur Blasenbildung auch wirklich erzielt werden. Ein Allheilmittel ist diese Einreibung natürlich auch nicht.

Auch die echte Neuritis trigemini wird zweckmäßig nebst Vaccineurin und den internen schmerzstillenden Mitteln mit perineuralen Injektionen von Antipyrin behandelt. Es erscheinen die Antipyrininjektionen sicher ungefährlicher als Osmiumsäure oder Alkohol und in der Wirkung oft nicht schlechter. Es genügt dazu sehr häufig die Injektion an dem peripheren Nerv ohne Aufsuchung des Ganglions, wenn es sich wirklich um eine echte Neuritis, also um eine Erkrankung mit schwerer Druckempfindlichkeit des Nerven, handelt. Die Injektionen geschehen für den ersten Ast unter die Haut des Druckpunktes. Es genügen 0,5 bis 0,6 g der Lösung. Für den zweiten Ast injiziert man am besten von der Mundhöhle aus und bringt das Antipyrindepot, die Schleimhautfalte zwischen Oberlippe und Alveolarfortsatz des Oberkiefers durchstechend, an den Druckpunkt heran. Für den dritten Ast injiziert man am besten an der Innenseite der Mandibula, dem proximalen Eingang zum Canalis mandibularis entsprechend. Bei entsprechend weit geöffnetem Mund sieht man die Mandibula sich ganz gut in der Schleimhaut der Wange abheben.

Man injiziert nun etwas nach unten und hinten vom Processus mandibularis etwa in der Mitte der Höhe des Arcus palato-glossus und nach außen von diesem. Es muß vorsichtig injiziert werden, da eine Verletzung der Arteria mandibularis im Bereich der Möglichkeit liegt. Die Injektionsmengen sind nicht über 0,60 der Antipyrinlösung. Die Injektionen am ersten und zweiten Ast können ziemlich bald, nach vier bis sechs Tagen, wiederholt werden, die Injektionen am dritten Ast mit Rücksicht auf das nahe Unterkiefergelenk nicht vor zehn Tagen.

Was die Behandlung der Neuralgien anbelangt, also der eigentlichen Nervenschmerzen ohne nachweisbare Neuritis, das heißt mindestens ohne schwere Druckempfindlichkeit der Nervenstämme, so ist das Applizieren lokaler schmerzstillender Mittel eigentlich sinnlos. Es hat auch niemals irgendeinen Erfolg. Wir werden uns allmählich darüber klar sein müssen, das die Neuralgien, das heißt die Nervenschmerzen ohne Neuritis, nicht als periphere Erkrankung gewertet werden dürfen, sondern wohl der Ausdruck einer mehr oder weniger schweren zerebralen Erkrankung sind, deren Sitz wir vorläufig nicht mit Sicherheit kennen, als den man aber wahrscheinlich am richtigsten den Thalamus opticus annehmen wird. Mit dieser Annahme ist aber auch bereits feststehend, daß alle unsere peripher angreifenden Mittel eigentlich wirkungslos sein müssen. Die chirurgischen Erfolge bei den Neuralgien sprechen dagegen durchaus nicht. Bei den wirklichen Neuralgien sind diese Erfolge ja auch nur vorübergehende, selbst wenn noch so radikal operiert wird. Daß die Neurektomie, die Neurorrhexis bei der echten Neuralgie nichts hilft, wissen wir ja längst, daß es zahlreiche Fälle gibt, bei denen auch die Exstirpation des Ganglion Gasseri nichts hilft, wissen wir ebenfalls. Trotzdem ist gewöhnlich nach der Exstirpation des Ganglions eine länger dauernde Remission der Neuralgie zu verzeichnen. Die Eröffnung der Schädelhöhle, die Blutentziehung, sind gewiß geeignete Mittel zur augenblicklichen Besserung des Zustandes. Wir sehen aber, daß dieser Erfolg selbst ohne Exstirpation des Ganglions erreicht und ein dauernder Erfolg selbst trotz Exstirpation des Ganglions nicht erreicht wird. Die Wertung dieser Fälle und ihrer Therapie ist so schwierig, daß es mir angebracht scheint, zwei hiehergehörige Fälle anzuführen. Der eine der Fälle ist eine — ich glaube seit fünfzehn Jahren bestehende — Trigeminusneuralgie. Es ist selbstverständlich, daß an ihm sämtliche Neurektomien, die Neurorrhexis und schließlich die Exstirpation des Ganglions gemacht wurden. Die Schmerzen, die nach den ganz peripheren Eingriffen gar nicht pausiert hatten, kehrten drei Monate nach der Exstirpation des Ganglions zurück. Ein Neurolog hatte dann die merkwürdige Idee, noch die Regio sensibilis der Hirnrinde exstirpieren zu lassen. Diese Operation war natürlich nicht radikal auszuführen, da sonst die Regio motoria zum Teil hätte mitexstirpiert werden müssen. Der Kranke hat aber glücklicherweise keine Lähmungserscheinungen davongetragen. Seine Schmerzen hat er heute noch. Ein anderer Fall, dem die Radikaloperation gemacht wurde, hat ebenfalls eine etwa drei Monate dauernde Remission danach zu verzeichnen. Dabei ist heute noch die Sensibilität auf beiden Seiten des Gesichtes gleich, es kann also keine Rede davon sein, daß dieses Ganglion wirklich exstirpiert wurde. Der Heilerfolg war aber trotzdem da. Da nun auch trotz der Exstirpation des Ganglions der Trigeminusschmerz persistiert, so ist die Notwendigkeit des chirurgischen Eingriffes nicht recht einzusehen. Schon deshalb nicht, weil er naturgemäß nicht wiederholt werden kann. Die interne Behandlung der Trigeminusneuralgie kann aber beliebig oft wiederholt werden und führt bei entsprechender Durchführung ebenfalls zu länger dauernden Remissionen. Auch hier wird man einen Versuch mit Vaccineurin machen. Diese Therapie, die man in schonendster Weise durchführt, hat bei der echten Trigeminusneuralgie sehr häufig keinen Erfolg. Das beste Mittel, das wir kennen, ist für die Neuralgiebehandlung das Aconitin. Das Aconitin ist ein Nervengift, das geeignet ist, durch Herbeiführung einer sensiblen Lähmung schmerzstillend zu wirken. Es ist ein Gift, bei dessen Darreichung die ersten toxischen Erscheinungen erreicht, die schwereren vermieden werden müssen. Die Behandlung kann also nur unter exaktester ärztlicher Beaufsichtigung durchgeführt werden. Man gibt Aconitinum subnitricum in Pillen zu 0,2 mg und beginnt mit 0,6 mg täglich. Nun steigt man vorsichtig um täglich 0,2 mg so lange, bis der Patient, der darauf eingestellt werden muß, über Ameisenlaufen in den Händen, über Kratzen im Halse und Taubheitsgefühl im Gesicht klagt. Dann ist sofort auszusetzen, da dies bereits toxische Symptome sind und mit deren Eintreten die Neuralgie schwindet. Eine Aconitinbehandlung ohne Provokation der toxischen Symptome ist, da sie nichts nützt, zwecklos. Eine bestimmte Dosis läßt sich bei Aconitin nicht vorschreiben, da die toxische Dosis individuell einerseits stark variiert, anderseits auch die Wertigkeit des Präparates eine sehr verschiedene ist. Es scheint, daß das Präparat sich sehr bald zersetzt und dann fast ganz unwirksam wird. So kann es geschehen, daß man bis zu 10 mg im Tag steigt, ohne irgendeinen Erfolg zu erzielen, und daß in einem anderen Fall bei 0,4 oder 0,6 mg die Paraesthesien eintreten und die Neuralgie verschwindet. Es scheint, daß es der Firma Clin gelungen ist, in den Moussetteschen Pillen tatsächlich ein haltbares und annähernd sicher verwertbares Präparat zu erzeugen. Mit unseren gelegentlich verfertigten Pillen ist gewöhnlich nicht zu arbeiten. Das französische Präparat ist wohl sehr teuer, aber es dürfte sich annähernd ausgleichen, wenn man dabei bei einer Maximaldosis von 8 bis 10 Pillen im Tag das Ende der Kur erreicht und sonst eventuell bis 50 Pillen und darüber steigen muß. Schon um die toxische Komponente in ihrer Gefährlichkeit herabzusetzen und wohl auch um die Schmerzstillung zu fördern, wird die Einverleibung des Aconitin zweckmäßig mit der Darreichung drastischer Abführmittel kombiniert. Am besten bedient man sich dabei der Bitterwässer, die in großen Dosen verabfolgt, die Wirkung sicher sehr unterstützen. Alfred Fuchs, der auf diesem Gebiet sehr große Erfahrungen besitzt, ließ bei Trigeminusneuralgien drei Flaschen Ofner Bitterwasser pro die austrinken. Die Folge davon ist allerdings eine starke Hinfälligkeit des Kranken am Ende der Behandlung, aber das verzeiht der Trigeminuskranke, wenn er seine Schmerzen verliert, seinem Arzt sehr gerne. Ich glaube übrigens nicht, daß diese Dreiliterdosen ein unabweisbares Erfordernis sind; ich habe bis jetzt immer gesehen, daß ein halber Liter Ofner Bitterwasser täglich zur Unterstützung des Erfolges völlig ausreicht.

In gleicher Weise ist auch die Neuralgia ischiadica sowie jede andere reine Neuralgie zu behandeln.

Die schweren Neuralgien bei Zoster sind wie die Neuritiden zu behandeln.

Die toxischen Neuritiden, die ja oft nicht so sehr das Moment des Schmerzes wie das der Lähmung demonstrieren, verlangen mit Ausnahme der schmerzhaften Alkoholpolyneuritis und der Grippeneuritis kaum die Anwendung eines Antineuralgicums.

Die Behandlung der toxischen Neuritiden erfordert vor allem das Aussetzen der Einwirkung der auslösenden Noxe, also des Alkohols, des Bleies, des Arsens.

Bei den im Gefolge der Diphtherie, der Grippe auftretenden neuritischen Lähmungen entfällt natürlich dieses therapeutische Moment schon deshalb, weil diese Erkrankungen, die das auslösende Moment darstellen, im Augenblick des Auftretens der Neuritis häufig schon vorüber sind und wir gegen die schädigenden Toxine derselben nichts unternehmen können. Dasselbe gilt mutatis mutandis von der Diabetesneuritis, deren allerdings gewöhnlich nicht stürmische Symptome die Ausscheidung der Zuckermengen sowohl wie die Erhöhung des Blutzuckergehaltes noch sehr lange überdauern.

Von Wichtigkeit bei der Behandlung der toxischen Neuritiden ist immer die möglichste Ruhe und die gleichzeitige Einwirkung eines starken Tonicums. Vor allem ist bei der Polyneuritis postdiphtheritica absoluteste Ruhe die erste Bedingung, ja bei der dabei gewöhnlichen Vagusschädigung und der dadurch bedingten Beeinflussung der Herzfunktion eine lebenserhaltende Notwendigkeit. Sonst werden am besten bei der postdiphtheritischen Erkrankung Strychnin und Chinin angewendet, gleichzeitig mit einem Testikelpräparat. Die Arzneiformel, die ich bei allen Neuritiden am häufigsten anwende, ist die folgende: Strychnin. nitrici 0,01, Chinin. bisulf. 2,0, Luminal 0,30, Testis siccat. pulv., Theobromin. natriosal. āā 4,0 auf 60 Pillen, von denen täglich drei Stück über den Tag verteilt nach dem Essen eingenommen werden. Es sind das oligodynamische Dosen, die doch volle Wirkung erzielen und, dem Erfordernis der Erkrankung entsprechend, durch Monate genommen werden können, ohne daß die geringste störende Nebenwirkung zu beobachten wäre. Die kleine Luminaldosis balanciert dabei die bei empfindlichen Personen bisweilen in den ersten Tagen etwas störend empfundene erregende Wirkung des Strychnins aus, während Chinin und Theobromin die Stütze für die Herzaktion darstellen.

Außer dieser internen Therapie empfiehlt sich noch die Durchführung einer dem Befund entsprechenden Elektrotherapie.

Dreizehnte Vorlesung

Elektrotherapie

Es erscheint nunmehr angebracht, uns mit der Elektrotherapie als solcher ein wenig eingehender zu beschäftigen.

Wir verwenden in der Neurologie zur Behandlung den faradischen und den konstanten Strom.

Normalerweise reagiert der Muskel, den wir untersuchen, auf jede Stromschwankung, die eine bestimmte Stärke des Stromes übersteigt. Der schwächste Strom, bei welchem ein Muskel reagiert, bezeichnet uns die elektrische Reizschwelle für den betreffenden Muskel. Diese erforderliche Reizschwelle ist für nahezu sämtliche Muskeln des Körpers, mindestens soweit sie der Reizung zugänglich sind, festgestellt worden, wobei zu ersehen ist, daß die Reizschwellen der verschiedenen Muskeln ziemlich different sind. Es hat keinen Zweck, sich mit den zugehörigen Zahlen zu beschweren, da nur ganz wenige Muskeln für unsere Untersuchungen gewöhnlich in Frage kommen und der Vergleich der beiden Seiten des Körpers, die ja selten in gleicher Stärke geschädigt sind, gewöhnlich wichtiger ist als der Vergleich mit den ziffernmäßigen Werten der Reiztabelle. Wir müssen nur wissen, daß der normale Muskel sowohl direkt, das heißt bei Anlegen der Reizelektrode an den Muskel, als indirekt, das heißt bei Reizung des ihn versorgenden Nerven, durch den inkonstanten wie durch den konstanten Strom zu reizen ist und daß sich dieser Reizerfolg durch das Auftreten einer raschen, „blitzartigen" Kontraktion, einer blitzartigen Zuckung, des ganzen Muskels äußert.

Diese Reizung wird so bewerkstelligt, daß der Strom an der Reizstelle in möglichst großer Dichte in Wirkung tritt, das heißt, daß die Reizelektrode möglichst kleinen Querschnitt hat. Um die Reizung so zu bewerkstelligen, daß wir den Eintritt der Kontraktion unabhängig von anderen Momenten beobachten können, vor allem unabhängig von dem Augenblick der Aufsuchung des Reizpunktes, bedienen wir uns sehr zweckmäßig der Unterbrechungselektroden, die ein Einschalten und Unterbrechen des Stromes bei ruhig liegender Reizelektrode gestatten. Die zweite Elektrode soll möglichst indifferent genommen werden, die Stromdichte dort also möglichst gering sein, weshalb wir als zweiten Pol eine möglichst große Plattenelektrode nehmen. Zur Herabsetzung des Widerstandes in den Elektroden verwenden wir als solche Metallknöpfe und -platten, die, zur Vermeidung unerwünschter Einwirkung auf die Haut, mit Stoff, am besten mit festgedrehter Watte und darüber Flanell, überzogen sind. Diese nicht leitenden Stoffe müssen vor der Untersuchung gut mit Flüssigkeit durchtränkt werden, was gleichzeitig zur Benetzung der Haut an der Untersuchungs- bzw. Behandlungsstelle dient, da die trockene Haut dem elektrischen Strom bekanntlich ebenfalls einen sehr bedeutenden Widerstand entgegensetzt. Da warmes Wasser bekanntlich leichter in die Haut eindringt, bevorzugen wir zur Feuchterhaltung der Elektroden solches.

Die Reizpunkte, das heißt die für Reizung der einzelnen Muskeln günstigst gelegenen Stellen, wird man bis zur Erlangung der nötigen Übung am besten nach bezüglichen Tafeln wählen. Es bedeutet dabei eine Abkürzung des Verfahrens, wenn man zunächst sowohl faradisch als galvanisch mit Strömen untersucht, die normalerweise einen sehr starken Reizeffekt hervorbringen müssen, weil man dabei gleich sieht, daß man an der richtigen Stelle gereizt hat und man erst dann durch Herabgehen mit der Stromstärke die Reizschwelle ermittelt. Man wird im allgemeinen mit dem faradischen Strom an den oberen Extremitäten bei einem Rollenabstand von 6 bis 7 cm jeden Muskel sicher zur Kontraktion bringen können, die großen Muskeln der unteren Extremitäten sicher mit Rollenabstand von 5 bis 6 cm.

Bezüglich der galvanischen Erregbarkeit wissen wir, daß der physiologisch aktivere Pol derjenige ist, an dem der elektrische Strom den Körper verläßt, also die Kathode.

Wir haben ferner zu wissen, daß bei Schließung des Stromes die Zuckung bei schwächeren Strömen auftritt als bei der Öffnung (Unterbrechung) des Stromes, das heißt es überwiegt normalerweise die Kathodenschließungszuckung die Kathodenöffnungszuckung (Ka. S. Z. >

Ka. Ö. Z.). Ebenso überwiegt die Kathodenschließung die Anodenschließung (Ka. S. Z. > An. S. Z.).

Die Werte, die wir also normalerweise für den konstanten Strom zu finden haben, beziehen sich auf die Ka. S. Z.

Normal ist der Muskel direkt und indirekt, das heißt bei Reizung vom Muskel und vom Nerven aus faradisch und galvanisch erregbar. Beim Eintritt pathologischer Veränderungen im Nerven, z. B. bei einer traumatischen Durchtrennung des Nerven, bei Zerstörungen im Ursprung des Nerven (Poliomyelitis), bei pathologischen Veränderungen im Nerven selbst (Neuritis) treten allmählich Änderungen auch im Verhalten der elektrischen Erregbarkeit des Nerven auf. Diese Veränderungen sind frühestens zehn Tage nach dem Eintritt der organischen Erkrankung des Nerven nachweisbar, sind dann noch keineswegs auf ihrem Höhepunkt, sondern noch weiterer Änderung unterworfen. Die geringsten nachweisbaren Veränderungen sind diejenigen, bei welchen der Muskel galvanisch und faradisch direkt und indirekt erregbar bleibt, aber die Reizschwelle hinaufrückt. Wir sprechen dann von einer *Herabsetzung* der elektrischen Erregbarkeit des Nerven. Verändert sich das elektrische Verhalten des Nerven innerhalb der nächsten acht bis zehn Tage nicht, so können wir mit einer vollständigen Ausheilung der Funktion in drei bis vier Wochen, in den leichtesten Fällen sogar etwas früher, rechnen. Schreiten die pathologischen Veränderungen weiter fort, so erlischt zunächst die faradische und galvanische Erregbarkeit vom Nerven aus, während die direkte Erregbarkeit noch fortbesteht (inkomplette Entartungsreaktion [EaR]). Bleibt es andauernd bei diesem Befund, so ist mit einer Wiederherstellung nicht unter drei Monaten zu rechnen. Schreitet die Erkrankung noch weiter fort, so erlischt die direkte faradische und die indirekte galvanische Erregbarkeit. Noch überwiegt die Kathodenschließung die Anodenschließung (Ka. S. Z. > An. S. Z.), es bleibt nur mehr die direkte galvanische Erregbarkeit des Muskels übrig (komplette EaR); dabei sinkt auch die galvanische Erregbarkeit meist ziemlich rasch, während wir sehr häufig im Beginn der Erkrankung, noch vor dem Eintritt selbst der inkompletten EaR ein pathologisches Ansteigen der galvanischen Erregbarkeit sehen können. Mit dem Sinken der galvanischen Erregbarkeit tritt gewöhnlich auch eine Veränderung im Charakter der Muskelzuckung auf. Die früher blitzartige Kontraktion des Gesamtmuskels löst sich in eine langsam über den Muskel abrollende Reaktion auf, es entsteht die „wurmförmige“ Zuckung, die bei kompletter EaR kaum jemals fehlt. Eine Wiederherstellung der Funktion bei diesen schweren Formen der EaR ist vor sechs Monaten nicht zu erwarten. Sehr häufig sieht man auch, daß sich die Wertigkeit der elektrischen Pole ändert. Das Überwiegen der Ka. S. Z. tritt zurück, die Wirkung von Ka. S. Z. und An. S. Z. werden zunächst gleich, um nicht selten zu einem Überwiegen der An. S. Z. zu führen (Umkehr des Zuckungsgesetzes). Eine sichere Prognose ist in jedem Fall erst zu machen, wenn die elektrische Erregbarkeit sich durch mindestens zwei Wochen nicht ändert. Dann erst kann man eine langsame Änderung des pathologischen Befundes gegen das Normale erwarten. Daraus ergibt sich, daß die einmalige elektrische Untersuchung eines Falles niemals einen Anhaltspunkt zur Prognosestellung bietet, sondern daß erst bei mindestens zweimaliger, in Intervallen von mindestens vierzehn Tagen vorgenommener elektrodiagnostischer Untersuchung festgestellt werden kann, ob der betreffende Fall sich in ab- oder aufsteigender Linie bewegt, oder ob die Erkrankung im gleichen Stadium, das heißt in vorläufiger Ruhe, bleibt.

Entsprechend dem elektrischen Befund wird auch die Elektrotherapie sein müssen. Das Wichtigste dabei ist, daß die elektrische Behandlung mit Strömen erfolgt, die auch wirklich imstande sind, den Muskel, an dessen Funktion wir die Schwere der Erkrankung des ihn versorgenden Nerven bestimmen, zur Kontraktion zu bringen. Gegen diesen Satz, der eigentlich das Um und Auf der Elektrotherapie enthält, wird in der Praxis am meisten gesündigt. Man sieht immer wieder, daß Muskeln bei kompletter EaR faradisiert werden, was eine ganz überflüssige Maßnahme darstellt, da der Muskel eben auch auf die stärksten faradischen Ströme nicht reagiert. In weniger krassen Fällen sieht man eine Behandlung mit der Kathode, wo bereits die Anode überwiegt. Diese letztere Erscheinung verlangt eine Modifikation des oben gegebenen Leitsatzes. Er muß richtig lauten: Die elektrische Behandlung muß mit jenem Strom durchgeführt werden, mit dem der zu behandelnde Muskel am leichtesten erregbar ist. Damit ist auch ausgedrückt, daß, wenn eine faradische Erregbarkeit des Muskels noch vorhanden ist, die Elektrotherapie mit faradischem Strom durchzuführen ist. Erwähnt soll auch werden, daß bei erhaltener indirekter Erregbarkeit auch diese faradisch ausgenützt werden muß, und ebenso bei erhaltener galvanischer indirekter Erregbarkeit diese. Die Elektrotherapie bei Läsion des Nerven, welcher Art immer diese sei, darf, wenn Paresen vorhanden sind, niemals mit der Rolle, wie das so oft geschieht, sondern muß immer mit der Unterbrechungs-Knopf-Elektrode vom Reizpunkt des betreffenden Muskels bzw. — wo eine indirekte Erregbarkeit noch vorhanden ist — auch vom Reizpunkt des Nerven aus durchgeführt werden. Eine andere Art elektrotherapeutischer Beeinflussung hat keinen Sinn, und wenn man auch bei Fällen kompletter EaR nach andauernder faradischer Behandlung bisweilen eine Heilung des Falles sieht, so ist das nur ein Beweis dafür, daß auch bei organischer Erkrankung des peripheren Nerven bisweilen eine Ausheilung trotz aller Therapie stattfindet. Es ist aber nicht gut, sich darauf zu verlassen. Jede gegen eine organische Läsion eines peripheren Nerven gerichtete Behandlung soll durch Strychnin (0,001 bis 0,002 pro die), besser aber durch ein Testikelpräparat (0,90 bis 1,80 pro die) unterstützt werden. Man macht bei der Unterstützung durch Hormonwirkung die Erfahrung, daß die Erkrankung rascher und günstiger verläuft. Die Hormontherapie ist während der ganzen Dauer der Erkrankung fortzusetzen, dabei ist auch bei weiblichen Kranken Testikel zu verabreichen.

Im übrigen wird der elektrische Strom noch angewendet bei Paraesthesien und Anaesthesien. Dabei wird hauptsächlich der faradische

Strom verwendet. Bei leichteren Paraesthesien nimmt man am besten die Rolle und verwendet Ströme, die bei ihrer Anwendung bereits deutlich empfunden werden. Bei schweren Paraesthesien und bei Anaesthesien wird gewöhnlich der faradische Pinsel verwendet und man versucht auch hier den Strom bis zu deutlicher Empfindung zu steigern. Da das bisweilen an der stabilen Elektrode, die ja gewöhnlich im empfindenden Gebiet liegt, zu stark empfunden wird, so ist die Anwendung des Doppelpinsels zweckmäßiger, die auch die Anwendung beider Pole in dem Gebiet gestörter Sensibilität gestattet. Die Anwendung des Pinsels soll niemals durch Streichen geschehen, da dabei leicht Verletzungen der Haut durch die Drähte des Metallpinsels vorkommen können, sondern durch Betupfen der Haut mit dem Pinselende. Gewöhnlich ebenfalls faradisch werden zentrale Lähmungen behandelt, wobei es sich nur um passive Bewegungen der gelähmten Extremitäten handelt. Dabei kann für die größeren Gelenke die Rolle genommen werden, für die Handmuskulatur und die Beweger des Handgelenks aber die Unterbrechungselektrode mit dem Knopf, um die feineren Bewegungen nach Möglichkeit zu unterstützen.

Die zerebralen Lähmungen werden auch häufig mit Galvanisation des Kopfes behandelt. Die Elektroden müssen dabei, um Änderungen der Stromdichte, die am Kopf unangenehm empfunden werden, zu vermeiden, gleich groß sein. Am besten nimmt man Elektroden in der Größe von 5 × 5 cm. Die Elektroden werden entweder an beiden Schläfen oder an Stirn und Nacken angesetzt und der Strom ganz langsam und vorsichtig eingeschaltet. Die Stromstärke soll bei Kopfgalvanisationen 1,50 bis 2,0 Milliampere nicht übersteigen. Bei Quergalvanisation ist die Lage der Pole gleichgültig, bei Kopfgalvanisation in sagittaler Richtung liegt zweckmäßig die Anode an der Stirn, die Kathode im Nacken. Die Dauer beträgt fünf bis zehn Minuten.

Bei der früher geübten Galvanisation der Wirbelsäule bei spastischen Paraparesen werden die ebenfalls gleich großen Elektroden im Nacken und im Kreuz befestigt und Ströme von 4 bis 5 Milliampere in auf- und absteigender Richtung in der Dauer von fünf bis zehn Minuten durchgeschickt.

Bei allen diesen Prozeduren müssen die Elektroden fest anliegen, damit nicht durch Änderungen der Berührung zwischen Elektrode und Körper Schwankungen des Stromes, eventuell Unterbrechung desselben veranlaßt werden. Die Stromschwankung wird stets ziemlich unangenehm empfunden, die Stromunterbrechung bei 4 bis 5 Milliampere wirkt bereits als ziemlich kräftiger elektrischer Schlag.

Die Elektroden sollen stets gut gepolstert und lückenlos überzogen sein, da sonst bei direkter Berührung mit dem Metall an der Kathode leicht Verbrennungen oder Verätzungen der Haut entstehen können.

Bei Neuralgien sind häufig Versuche mit Anodengalvanisation der schmerzhaften Stelle gemacht worden. Ich bin von der Wirkung nicht ganz überzeugt, immerhin ist ein Versuch damit wohl zu machen. Der Strom wird dann in möglichst großer Dichte, also Knopfelektrode, auf die Schmerzpunkte einwirken gelassen; dabei ist der Knopf als Anode zu wählen, die Kathode möglichst groß (10 × 25 cm) und der Strom langsam auf 6 bis 8 bis 10 Milliampere zu steigern. Die Einwirkung durch drei bis fünf Minuten soll manchmal genügen. Wenn man seiner Elektrodenüberzüge sicher ist, so kann man die Stromeinwirkung auch verlängern. Jedenfalls tut man aber dann gut, zur Schonung der Haut diese dann mit einer milden Hautsalbe zu bestreichen.

Der Indikation der Herabsetzung des Tonus bei Hemiplegien, Paraplegien, beim amyostatischen Symptomenkomplex, bei der Paralysis agitans entsprechen auch die galvanischen Zwei- und Vierzellenbäder. Die ersteren werden jetzt nur mehr selten angewendet. Sie werden so hergestellt, daß der Patient in eine Badewanne gesetzt wird, deren Wand aus zwei miteinander nicht stromleitend verbundenen Hälften, einer oberen und einer unteren, besteht. Die Wanne wird in gewöhnlicher Weise mit dem Badewasser gefüllt und dann in transversaler Richtung ein Diaphragma aus Kautschuk eingeschoben, das dem Leib des Patienten so anliegt, daß die Schließung des Stromes, dessen Pole an dem Kopf- und Fußteil der Wanne isoliert angebracht sind, nur durch den Körper des Patienten erfolgen kann. Da das Wasser dem elektrischen Strom natürlich viel weniger Widerstand entgegensetzt als der menschliche Körper, so wird der Strom diesen selbstverständlich nur an der Stelle zur Leitung benützen, wo er ihm nicht ausweichen kann, also an der Stelle, an der das Diaphragma die beiden Wassermengen voneinander isoliert. Ob nun gerade das Durchtreten des Stromes durch die vom Diaphragma gedeckte Partie so gute Wirkungen entfalten kann, ist wohl mehr als fraglich. Weitaus besser liegen die Verhältnisse für die Wirkung des galvanischen Stromes bei den Vierzellenbädern. Diese bestehen aus vier, für die vier Extremitäten passend geformten und angebrachten Eimern, zwischen denen der Patient auf einem bequemen Stuhl sitzt. Von den eimerförmigen Gefäßen, die mit Wasser gefüllt werden, können je zwei als Anode, zwei als Kathode gewählt und der Strom, oder besser gesagt, die beiden Ströme, in beliebiger Richtung und Kombination durch den Körper geschickt werden. Eine gute derartige Kombination ist die kreuzweise Durchleitung der Ströme durch den Körper, z. B. ROE +, LUE — und LOE +, RUE — oder umgekehrt. Die Stromstärke kann allmählich dabei ziemlich hoch gesteigert werden, z. B. bis 15 und selbst bis 20 Milliampere. Obwohl durch eine sinnreiche Vorrichtung die direkte Berührung der versenkten Elektroden mit den Extremitäten verhindert wird, werden sehr starke Ströme doch in der Höhe des Wasserspiegels an den Kathodenstellen manchmal sehr unangenehm empfunden. Das Ansteigen mit der Stromstärke wird dadurch bisweilen verhindert.

Ströme von 10 bis 12 Milliampere werden aber gewöhnlich ohne jede Schwierigkeit vertragen. Bei Kranken, die nicht Herr der Bewegung ihrer Extremitäten sind, muß Sorge getragen werden, daß die Extremitäten sicher nicht aus den eimerförmigen Wannen herausrutschen können, da die Unterbrechung der starken eingeschalteten Ströme — es muß natürlich immer sehr vorsichtig eingeschaltet und mit der Stromstärke angestiegen werden — von sehr unangenehmen Sensationen und wohl auch von unangenehmen Konsequenzen begleitet sein können. Die Kranken bleiben im Vierzellenbad, allmählich auch mit der Zeit von Bad zu Bad steigend, 10 bis 30 Minuten.

Von den übrigen elektrischen Einwirkungen sei die sinusoidale Faradisation erwähnt, bei der die Wirkung des faradischen Stromes durch Wechsel der Stärke des induzierenden Stromes und damit wechselnde Stärke des induzierten Stromes erhöht werden soll. Der Wechsel in der Stärke des induzierenden Stromes ist aber keineswegs immer ganz sicher zu beherrschen, so daß die sinusoidale Faradisation auch gelegentlich in ihrer Auswirkung gefährlich werden könnte, und da ihre Wirkung an und für sich etwas problematisch, das heißt theoretisch unübertrefflich, praktisch fraglich ist, so halte ich die Anwendung der sinusoidalen Ströme für überflüssig. Ich habe niemals gesehen, daß mit der sinusoidalen Faradisation bessere Erfolge erzielt worden sind als mit dem harmlosen gewöhnlichen Induktionsstrom, und da auch in der Elektrotherapie der Satz: Primum non nocere gilt, so wäre es, glaube ich, richtiger, sich ohne die sinusoidale Faradisation zu behelfen.

Gleichfalls therapeutische Anwendung findet die Wimshurstsche Influenzmaschine in der Form der Franklinisation. Da ihre Verwendung aber wohl nur bei funktionellen Erkrankungen statthat, die hier ja nicht besprochen werden sollen, so sei diese Art der Elektrotherapie hier auch nur nebenbei erwähnt.

Auch der d'Arsonvalisation, der Anwendung von Hochspannungsströmen, sei hier gedacht. Da sie imstande sein soll, eine Blutdrucksenkung herbeizuführen, so wäre sie, zumal sie sicher vollkommen unschädlich ist, gelegentlich zu versuchen.

Vierzehnte Vorlesung

Hormontherapie

Endlich haben wir uns noch einem Gebiet zuzuwenden, das nicht ganz der Neurologie angehört, aber hier innerhalb der Besprechung der Therapie der organischen Nervenerkrankungen deshalb nicht fehlen darf, weil das Erfolgsorgan dieser außerhalb des Nervensystems zu suchenden Erkrankungen ganz oder teilweise das Nervensystem ist, und die dadurch entstehenden Krankheitserscheinungen ebenfalls ganz oder teilweise organischer Natur sind. Es ist dies das Gebiet der endokrinen Störungen, das Gebiet der Erkrankungen der Drüsen mit innerer Sekretion.

Dringen wir in der Medizin oftmals auch sonst durch ziemlich unwegsames Neuland vor, so fühlen wir hier, im Gebiet der hormonalen Störungen, oft überhaupt keinen Boden unter den Füßen oder bewegen uns im besten Fall auf sehr schwankendem Terrain.

Wir werden gut tun, uns das Gebiet der endokrinen Drüsenfunktion als ein einheitliches vorzustellen, als ein Gebiet, in dem sämtliche endokrinen Drüsen gemeinsam in engen Wechselbeziehungen arbeiten und eine Störung der einen Drüse sogleich eine adäquate Störung einer oder mehrerer anderer herbeiführen muß. Es ist dann leichter einzusehen, daß die Feststellung der zuerst geschädigten Drüsenfunktion nicht immer leicht ist, und daß naturgemäß auch das am stärksten in die Augen fallende Symptom auch als das wichtigste gelten wird. Es ist aber klar, daß eine derartige Beurteilung durchaus nicht richtig sein muß. Wir müssen uns ferner vor Augen halten, daß wir gewiß noch eine Reihe endokriner Organe gar nicht kennen und daß wir von den uns bereits bekannten noch nicht mit voller Sicherheit sämtliche Funktionen wissen.

Es ist selbstverständlich, daß dem Bedürfnisse nach Klarheit in diesen verworrenen Verhältnissen eine Reihe von Untersuchungsmethoden entspringen mußten, die geeignet sein sollten, uns diagnostische und therapeutische Direktiven zu geben. So entstanden die komplizierten Abbaumethoden und die Spirometrie. Leider ist unseren diagnostischen Bedürfnissen damit vorläufig noch keineswegs entsprochen. Die Abbauuntersuchungen sind beim Vergleich mit dem vorhandenen klinischen Substrat nicht nur nicht geeignet, Licht in das Dunkel zu bringen, sondern die Lage wird beim Betrachten der Abbauresultate oft so verworren, daß wir nicht selten dadurch die wenigen klinischen Anhaltspunkte, die wir für die Dysfunktion irgendeiner endokrinen Drüse festzustellen vermögen, uns entschwinden sehen. Ist doch schon der Umstand, daß jeder Mensch, gleichgültig, welchen Geschlechtes er sei, beide Keimdrüsen im Abbauversuch abbaut, geeignet darzutun, wie wenig brauchbar das Verfahren bis jetzt ist. Damit ist keineswegs die Möglichkeit bestritten, daß der Weg der Abbaureaktionen nicht doch noch zu irgendwelchen auch unsere klinischen Bedürfnisse und nicht nur die der Abbauchemiker befriedigenden Zielen führt. Vorläufig aber ist das Verfahren noch keineswegs imstande, uns auch nur die nötigsten Aufklärungen zu bringen, sei es, daß es selbst überhaupt noch ungenügend ist, oder daß unsere Auslegungsversuche vollkommen versagen. Ganz ähnlich stehen wir der Auslegung der Grundumsatzbestimmungen gegenüber, obwohl kein Zweifel besteht, daß wir daraus doch schon einzelne Anhaltspunkte zu gewinnen vermögen, die wir klinisch verwerten können. Wissen wir doch wenigstens, daß wir bei erhöhtem Grundumsatz alles zu vermeiden haben, was geeignet wäre, die Funktion der Schilddrüse zu steigern. Allerdings ist mit dieser Erkenntnis unser diesbezügliches Wissen schon fast erschöpft.

Wir sind also für unsere diagnostischen und damit auch für unsere therapeutischen Entschließungen auf unsere physiologischen Kenntnisse bezüglich der Erscheinungen der Hyper- oder Hypofunktion der endokrinen Drüsen angewiesen, und wenn wir diesen Umstand mit der früher erwähnten Tatsache bezüglich unserer Unkenntnis des größten Teiles der endokrinen Synergismen und Antagonismen, der Unkenntnis eines

Teiles der endokrinen Organe überhaupt zusammenhalten, so ergibt sich unschwer daraus die außerordentlich geringe Möglichkeit einer wirklich brauchbaren Hormontherapie. Wenn uns aber dennoch nicht so selten klinische Erfolge beschieden sind, so ist das vielleicht mit darauf zurückzuführen, daß die uns zur Verfügung stehenden Organpräparate das durch die Beeinflussung des endokrinen Ringes in toto entsprechend adaptierte Hormon der betreffenden endokrinen Drüse und wahrscheinlich niemals das der Einzelfunktion des Organs allein entsprechende innere Sekretionsprodukt enthalten, weil es eben aller Wahrscheinlichkeit nach eine reine Einzelfunktion nicht gibt.

Die Dysfunktion der Schilddrüse ist die uns vielleicht am besten bekannte endokrine Störung. Wir wissen, daß eine pathologische Steigerung der Schilddrüsenfunktion das Bild des Morbus Basedowii erzeugt und daß sich die Unterfunktion der Schilddrüse in Gestalt des Myxoedems zeigt, sowie daß wir auch im Kretinismus aller Wahrscheinlichkeit nach einen schweren Ausfall der Schilddrüsenfunktion annehmen dürfen.

Der Morbus Basedowii, mehr oder weniger vollständig entwickelt, ist unter diesen Erkrankungen die häufigste. Die Steigerung des Grundumsatzes ist dabei ein nur in ganz seltenen Fällen vermißtes Symptom, und dementsprechend sehen wir klinisch den rapiden Rückgang der Ernährung, die starke Abmagerung, die in den auch nur mittelschweren Fällen trotz reger Appetenz und gesteigerter Nahrungszufuhr nicht entsprechend zu beeinflussen ist. Die Versuche zur Besserung des Ernährungszustandes gehören daher naturgemäß zu den ältesten therapeutischen Maßnahmen gegen die Basedowsche Krankheit. Die Zufuhr leicht verdaulicher, nahrhafter Substanzen wie großer Quantitäten von Milch bei sonst normalen Nährstoffquantitäten hat sich seit langer Zeit bewährt, ebenso die gesteigerte Fettzufuhr in Form von Butter und die Zufuhr von Kohlehydraten und Eiweiß in Form von süßen Mehlspeisen und leicht verdaulichen Fleischspeisen. Ebenso war es ein selbstverständliches Erfordernis, dem herabgekommenen Kranken durch absolute Ruhe zu helfen und seiner psychischen Übererregbarkeit jeden Reiz nach Möglichkeit fernzuhalten. Da das spezifische Produkt der Thyreoidea ein Tryptophanderivat ist, hat man auch die Verfütterung des Kranken mit tryptophanarmer Kost (Kartoffel, Gemüse, Früchte, Roggen, Mais) für notwendig gehalten. Über die diesbezüglichen Erfolge oder Mißerfolge kann ich, mangels größerer persönlicher Erfahrung, nicht sprechen. Die günstige Einwirkung der Höhenluft auf diese Kranken ist ebenfalls seit geraumer Zeit bekannt. Der Wirkungsmechanismus dieser Maßnahme ist allerdings bis jetzt noch keineswegs klar.

Stetig steigende Arsendosen sind ebenfalls geeignet, den gesunkenen Ernährungszustand zu heben. Wendet man Arsen intern an, so ist die Solutio arsenicalis Fowleri das gebräuchlichste Präparat. Es empfiehlt sich, das Präparat nie in den leeren Magen zu bringen und mit kleinen

Dosen zu beginnen. Z. B. Solut. arsenicalis Fowleri und Aquae destillatae āā partes aequales mit 2mal täglich 5 Tropfen beginnend und täglich um je 1 Tropfen steigend bis 2mal täglich 20 Tropfen. Auf dieser Höhe kann man wochenlang bleiben und nach einem Rückgang auf die Anfangsdosis neuerdings steigen. In Pillen gibt man zunächst 1 mg Acidum arsenicosum pro die und steigt jeden zweiten Tag um 0,5 mg bis auf 6, eventuell 8 mg. Auf dieser Dosis verbleibt man drei bis vier Wochen, um dann wieder ab- und eventuell neuerdings anzusteigen. Sehr gut geeignet dazu sind entweder Pillen, die man sich selbst zusammensetzt und denen man zweckmäßig etwas Chinin zur Stärkung der Herzaktion zusetzen kann (wobei aber das Ansteigen der Dosis für das Chinin nicht wie für Arsen gelten darf, es muß also so dosiert werden, daß die wirksame Chinindosis erst auf der Höhe des Anstiegs erreicht wird), oder man nimmt die Tabloid-Arsentabletten von Borrough-Wellcome, die ein sehr gutes, den Magen nicht belästigendes Konstituens besitzen.

Bei etwas empfindlichem Magen wird man das Arsen zweckmäßig injizieren. Sehr bewährt sind die verschiedenen Natrium-kakodylicum-Präparate, die man in Dosen von 0,05 zu injizieren beginnt, um bei täglicher Injektion alle zwei Tage um 0,01 bis 0,02 zu steigern bis zu Dosen von 0,20. Man tut gut, diese Höhe nur kurz, zwei bis drei Tage, zu halten, da bei diesen relativ hohen Dosen die Patienten gewöhnlich bereits ziemlich starken Knoblauchgeruch verbreiten und nicht selten auch einen unangenehmen Geschmack zu verspüren beginnen, der ihre Appetenz nicht günstig beeinflußt. Gewöhnlich kann man aber nach kurzem Abstieg rasch wieder steigen. Die Injektionen werden zumeist subkutan, selten intramuskulär gemacht, können aber auch intravenös gegeben werden. Kombinationen mit Eisenpräparaten haben gewöhnlich den Nachteil ziemlich beträchtlicher Schmerzhaftigkeit für die Injektion und unangenehmen Geschmacks oder Nachgeschmacks für den internen Gebrauch.

Alle Arsenpräparate müssen mit großer Vorsicht verabreicht werden, da sie bei Empfindlichen leicht auf den Darm unliebsam durch Erzeugung von Diarrhoen einwirken können. Wenn wir aber in Betracht ziehen, daß die Basedowdiarrhoen eines der gefährlichsten Symptome der Krankheit sind, daß sie nicht nur den Ernährungszustand herabsetzen, sondern jede Ernährungsmöglichkeit aufs schwerste behindern, so ist es einleuchtend, daß wir dazu mit unserer Medikation auf keinen Fall den Anstoß geben dürfen. Die Gefahr besteht in gleicher Weise für jede Form der Arsendarreichung, und es ist bei der Verabreichung in Pillen daher nicht schlecht, als Pillenkonstituens Bolus alba zu nehmen, die bis zu einem gewissen Grade ein Gegengewicht zu halten imstande ist. Am wenigsten diarrhoegefährlich scheint die intravenöse Darreichungsform zu sein, bei welcher man auch zu viel höheren Dosen gehen kann. Allerdings habe ich auch den Eindruck, daß die Wirkung des Arsens überhaupt dabei eine relativ geringe ist, weshalb diese Art der Einverleibung auf jene Fälle beschränkt bleiben sollte, bei welchen intravenöse Injektionen anderer Art verabfolgt werden, wobei die Arsendosis in bequemer Weise mitinjiziert werden kann.

Die Basedowdiarrhoen werden zweckmäßig durch völlige Ruhe, Wärmeapplikationen, Schleimsuppen, kleine Mengen Reis, Kalkwasser und eine völlig reizlose Diät bekämpft. Auch kleine Opiumdosen können angewendet werden. Es ist aber zu bedenken, daß die Basedowdiarrhoen eine Abwehraktion des Organismus darstellen, der die thyreotoxischen Produkte in dieser Weise mitzueliminieren versucht. Die brüske Unterdrückung dieser Durchfälle ist also ein fraglicher Erfolg. In der Tat aber sind die Diarrhoen bisweilen nicht zu beherrschen und sind für den Kranken manchmal eine ganz bedeutende Lebensgefahr. Ebenso ganz bedrohlich kann der Zustand des Herzens werden. Es ist ein sehr bedrohliches Symptom, wenn die jagende Herzaktion des Basedowikers unregelmäßig zu werden beginnt und die Herzkraft so weit sinkt, daß die Pulszahl infolge des Mangels an treibender Kraft des Herzens herabgeht, so daß zwischen Puls- und Herzschlagzahl weite Unterschiede klaffen. Eine energisch einsetzende Digitalistherapie führt dabei häufig zu gutem Erfolg. Es muß nur dabei immer bedacht werden, daß für ein eventuelles Aussetzen der Digitalistherapie nicht die Zahl der gezählten Pulsschläge, sondern nur die gezählten Herzaktionen maßgebend sind und daß die Digitalisdarreichung ruhig fortgesetzt werden kann, solange die Zahl der Herzaktionen nicht unter 84 gesunken ist. Es erfolgt dabei gewöhnlich mit wachsender Herzkraft eine Angleichung zwischen Herz- und Pulszahl, und es gelingt ja gewöhnlich auch, diese Angleichung zu erhalten. Ausgezeichnet bewährt sich dabei als unterstützendes Mittel das Chinin, das aber gewöhnlich in großen Dosen gegeben werden muß. Da es nur selten ohne die störenden Chininnebenerscheinungen abgeht, so geben wir zweckmäßig das Chinin in Form des Euchinins, von dem auch große Dosen monatelang vertragen werden. 3mal täglich 0,5 g Euchinin erzielen gewöhnlich bald eine gute Wirkung.

Immerhin gibt es Fälle, denen wir ohnmächtig gegenüberstehen, in denen wir die Diarrhoen nicht bekämpfen, die Herzaktion nicht beleben können. In diesen Fällen bleibt uns kein anderer Ausweg als der chirurgische. Eine Reduktion der überfunktionierenden Schilddrüse wirkt augenblicklich in diesen Fällen lebensrettend, und wir tun Unrecht, in solchen Fällen, in denen die interne Medikation versagt, diesen Weg nicht zu gehen. Wir sind uns dabei darüber klar, daß auch die Schilddrüsenreduktion auf chirurgischem Wege kein Dauerresultat liefern muß und gewöhnlich auch nicht liefert. Aber wir gewinnen auf diesem Wege Zeit, gönnen dem schwer geschädigten Organismus eine Erholungspause und können inzwischen mit unseren internen Mitteln die Krankheit so weit bekämpfen, daß wir schließlich den Sieg über sie erringen.

Merkwürdig ist es, daß auch erfahrene Internisten sich für die Strumektomie beim Basedow sehr warm einsetzen, obwohl damit doch die Insuffizienz der internen Therapie ad oculos demonstriert wird. Ich glaube nicht, daß dazu eine wirkliche Notwendigkeit besteht, und würde die chirurgische Therapie auf diejenigen Fälle beschränkt wissen wollen, in denen wir einem Zustand gegenüberstehen, der direkt lebensgefährlich, uns nicht mehr die zum Versuch einer wirksamen internen Therapie nötige Zeit läßt.

Diese Fälle sind jetzt, mindestens in der Großstadt, in der der Patient gewöhnlich nicht im allerletzten Augenblick den Arzt aufzusuchen pflegt, auf ein praktisch kaum in Betracht kommendes Minimum reduziert. Wir haben allmählich gelernt, die Schilddrüsenvergiftung durch ihr Gegengift zu bekämpfen. Dieses finden wir im Inkret der Keimdrüsen. Die Wirkung des Keimdrüseninkrets ist manchmal eine erstaunliche, und ich glaube nicht, daß für Internisten, die zielbewußt und mit entsprechender Dosierung der Schilddrüse das Keimdrüsenhormon entgegenstellen, der chirurgische Weg mit der kleinen, früher ausgeführten Einschränkung überhaupt noch in Betracht kommt. Sehr zweckmäßig wird diese Therapie mit der Arsentherapie und mit Calcium kombiniert.

Praktisch führe ich die Basedowtherapie jetzt so durch, daß die Kranken intern das Hormon der Drüse in ziemlich hohen Gaben bekommen. Die Präparate unserer heimischen Industrie, die sonst nicht sehr freundlich beurteilt werden, sind für diese Zwecke anscheinend ganz ausgezeichnet.

Das Testosan Sanabo, das als Mittel zur Hebung der äußeren Sekretion der Keimdrüse sehr mäßig wirkt, zeigt eine ganz ausgezeichnete Wirkung beim männlichen Basedowiker. Und das Ovosan Sanabo, das als Emenagogum auch oft versagt, wirkt bei unseren weiblichen Fällen von Hyperthyreoidismus mit fast absoluter Sicherheit. Ja es scheint, daß die Präparate, die, sozusagen die Außenfunktion der Keimdrüsen zu beeinflussen imstande sind, wie das Sistomensin und das Agomensin, fast keine inkretorische Wirkung hervorbringen, während das Gesamthormon des Ovars gerade die inkretorische Wirkung voll entfaltet.

Testosan gibt man intern zu 3mal 0,3 täglich. Ich habe dabei den Eindruck, daß das Testosan forte für unsere Fälle weniger gut wirkt als das gewöhnliche Testosan.

Ovosan wird in Dosen zu 6mal 0,30 gegeben.

Außerdem erhält der Kranke 3mal wöchentlich je eine Ampulle Keimdrüsenhormon intravenös zusammen mit 8 cm^3 einer 10%igen Calcium-chloratum-Lösung und Natrium kakodylicum intravenös. Das letztere gebe ich jetzt gewöhnlich in der Form der 33%igen Lösung, wie wir sie bereits (s. S. 88) kennengelernt haben. Wir haben bis jetzt allen Grund, mit unseren Erfolgen zufrieden zu sein. Selbstverständlich können auch alle anderen Keimdrüsenhormonpräparate, soweit sie sich mit Sicherheit als solche bewährt haben, verabreicht werden.

Die Therapie wird so lange fortgesetzt, bis der Patient konstant zuzunehmen beginnt, dann kann von der Injektionstherapie abgesehen werden. Es genügt dann die interne Verabreichung des Keimdrüsenpräparates und des Arsens in der früher geschilderten Art.

Eine gewisse Vorsicht scheint dabei immer geboten. Der Kranke muß dauernd unter ärztlicher Kontrolle bleiben. In sehr vielen Fällen — ich habe das bis jetzt nur bei Frauen gesehen, die ja überhaupt das weitaus größere Basedowkontingent stellen, und es sind mir einschlägige

Beobachtungen sonst nicht bekannt — kommt nämlich im Verlauf der Therapie ein kritischer Augenblick. Er pflegt gerade dann einzutreten, wenn wir das Gefühl haben, die überfunktionierende Schilddrüse glücklich überwunden zu haben, wenn die Kranken bereits beträchtlich zugenommen haben, die Struma kleiner geworden ist und der Exophthalmus, er war in allen meinen derartigen Fällen sehr beträchtlich gewesen, plötzlich rasch zurückgeht. Die Patientinnen werden momentan ganz hinfällig, haben einen kleinen, hochfrequenten Puls und bekommen Schweißausbrüche, die nicht auf den Basedow, sondern auf die Herzschwäche zurückzuführen sind. Da ich den Eindruck hatte, daß diese Erscheinungen auf eine Überdosierung des Ovarialpräparates zurückzuführen sind, so ließ ich das Präparat sofort aussetzen und behandelte sonst nur symptomatisch mit Ruhe und Digitalis. Die bedrohlichen Erscheinungen gingen gewöhnlich rasch zurück, nur in einem Falle dauerte die Herzschwäche durch etwa eine Woche an. Nach Überwindung dieser Etappe wurde dann ganz vorsichtig die Ovartherapie wieder begonnen und kleine Dosen (0,30 pro die) andauernd weitergegeben.

Die Fortsetzung der Organtherapie scheint je nach dem Falle jedenfalls durch viele Monate, vielleicht durch Jahre geboten.

Die interne Therapie hat vor der chirurgischen vor allem die Möglichkeit der unbegrenzten Wiederholung voraus. Von einer Abbindung der Vasa efferentia der Thyreoidea habe ich keinen Erfolg gesehen. Es ist ja wohl auch anzunehmen, daß das Thyreoideainkret auch bei Abbindung sämtlicher Venen, wenn diese selbst möglich wäre, noch auf dem Lymphwege genügende Einbruchspforten in den Körper fände.

Gleichfalls keine Dauererfolge sah ich von der Röntgenbehandlung der Thyreoidea.

Ich glaube also, zu dem Schlusse berechtigt zu sein, daß die interne Therapie keineswegs so aussichtslos ist, daß wir unsere Kranken dem Chirurgen zu überantworten gezwungen wären.

Es wurden in den letzten Jahren auch Versuche mit Jodtherapie des Basedow gemacht. Von maßgebender Bedeutung für diese therapeutische Entschließung müßte selbstverständlich die Bestimmung des Grundumsatzes sein. Bei sehr tiefem Absinken des Grundumsatzes, gewiß eine sehr große Seltenheit beim Basedow, wäre ja wohl auch ein Versuch mit Jod in kleinsten Gaben zu wagen. Da aber die Reaktion des Hyperthyreoidismus auf Jod eine wohl kaum jemals in ihrer Intensität zu berechnende ist, so sollten derartige, theoretisch gewiß hochinteressante und wichtige Versuche in der Praxis am besten gar nicht gemacht werden.

Auch der Basedowbehandlung mit Antithyreoidin-Moebius dürfen wir nicht vergessen. Man gibt zweckmäßig nach der Vorschrift von Schlesinger durch drei Tage 3mal 20 Tropfen oder 3 Tabletten, macht dann eine dreitägige Pause und so weiter durch viele Monate. Auch in Form intramuskulärer Injektionen kann das Präparat durch lange Zeit gegeben werden. Gewöhnlich werden 30 Injektionen, täglich eine, als zu einer Kur ausreichend gegeben. Ebenfalls ein Antithyreoidin ist das aus der Milch strumektomierter Ziegen gewonnene Rodagen, dem gute Erfolge zugeschrieben werden. Ich habe darüber keine persönliche Erfahrung und glaube nicht, daß dieses fast unerschwinglich teuere Heilmittel, so gut es auch erdacht ist, geeignet wäre, praktisch größere Bedeutung zu erlangen.

Außer den eigentlichen Heilmitteln sind noch eine Reihe unterstützender Maßnahmen im Gebrauch, von denen die gewöhnlichste die Galvanisation des Halssympathicus ist. Es werden Elektroden von der Größe 5 × 5 cm an beiden Halsseiten angelegt und vorsichtig steigend konstante Ströme in einer Stärke von höchstens 2 Milliampere fünf bis zehn Minuten durchgeschickt. Ich habe davon nie einen Erfolg gesehen, begreife aber, daß diese Therapie in der Zeit sonstiger therapeutischer Leere eine Art Pflichtfunktion war. Jetzt kann man, glaube ich, darauf verzichten. Nicht zu unterschätzen ist der Wert beruhigender Wasserprozeduren, wie protrahierter Vollbäder, Herzkühler u. dgl. Auch der Gebrauch von Kohlensäurebädern bringt manchmal sehr angenehme Wirkungen auf den Kranken hervor.

Das Widerspiel des Basedow, der Typus des Hypothyreoidismus, ist das Myxoedem. Es ist also klar, daß auch unsere therapeutischen Maßnahmen das Gegenteil der beim Basedow angewendeten sein werden. Vor allem müssen wir unser Augenmerk der Hebung der Funktion der Schilddrüse zuwenden und verwenden dazu das Hormon der Schilddrüse selbst. Wir haben eine Reihe ganz ausgezeichneter Schilddrüsenpräparate, mit denen wir beim Myxoedem ziemlich freigebig sein können. Wir dürfen aber dennoch nie vergessen, daß unsere Schilddrüsenpräparate kaum sicher zu dosieren sind — es werden erst in jüngster Zeit Versuche gemacht, die Präparate zu standardisieren — und daß wir die hormonalen Reaktionen kaum jemals vorausberechnen können. Es empfiehlt sich daher, besonders beim Erwachsenen sehr vorsichtig, etwa mit 0,10 Thyreoidin pro die, zu beginnen und auch vorsichtig zu steigern. Man kann sehr häufig dabei zu sehr hohen Dosen, z. B. 0,9 pro die und mehr, gelangen, ehe man ein Schwinden der Myxoedemerscheinungen findet. Die Darreichung von Thyreoidin ist dabei so lange fortzusetzen, bis man eine Funktionssteigerung der eigenen Schilddrüse des Kranken erkennen kann, wozu man allerdings immer eine Zeitlang, etwa zwei bis drei Wochen, unterbrechen muß, um bei einem neuerlichen Sinken des Grundumsatzes sofort wieder mit Thyreoidin einzusetzen. Sehr häufig ist eine Stärkung der eigenen Drüse des Patienten nicht oder nur im geringen Ausmaße zu erzielen, so daß man gezwungen ist, den Kranken dauernd mit Schilddrüsenhormon zu füttern. Es gelingt aber so sehr häufig, den Patienten, wenn auch nicht im medizinischen Sinne gesund, so doch dauernd erscheinungsfrei zu erhalten.

Weniger günstig liegen die Verhältnisse beim Kretinismus, der ja ebenfalls durch einen Hypothyreoidismus gekennzeichnet ist. Nur handelt es sich da wohl um kompliziertere, pluriglanduläre Ausfallssymptome, die keineswegs durch Thyreoidin allein zur Ausheilung gelangen müssen. Immerhin werden ja auch hier bisweilen ganz gute Erfolge erzielt. Allerdings darf dabei nicht vergessen werden, daß ein schon unterentwickeltes Gehirn auch durch die glänzendste Therapie nicht in vollem Umfang funktionstüchtig gemacht werden kann. Eine gute Prophylaxe wird hoffentlich eine weitere beträchtliche Reduktion dieser Fälle ergeben. Die bisherigen Erfahrungen dieser prophylaktischen Bestrebungen, um die sich Wagner-Jauregg die größten Verdienste erworben hat, lassen für die Zukunft noch Günstiges erhoffen.

Wenden wir uns nun der Tetanie zu, der Insuffizienz der Glandula parathyreoidea, so wissen wir, daß sie auf Kalkdarreichung gewöhnlich gut reagiert. Über die Art der Erkrankung sind wir ja leider noch nicht genau informiert und wissen trotz zahlreicher ausgezeichneter Arbeiten auch heute noch nicht, ob die Abschaltung der Glandulae parathyreoideae auf rein toxischem Wege, wie dies aus den Versuchen von A. Fuchs hervorzugehen scheint, möglich ist oder nicht. Jedenfalls wissen wir, daß die Tetania strumipriva, die Tetanie nach Entfernung der Glandulae parathyreoideae, als unliebsamer Zufall bei Kropfoperation, wenn alle Epithelkörperchen entfernt wurden, eine unheilbare Erkrankung darstellt. Unsere gewöhnliche Tetanie, wie wir sie bei uns in Wien so häufig in den Vorfrühjahrsmonaten sehen, stellt gewöhnlich kein so schweres Krankheitsbild dar und ist auch therapeutisch zu beeinflussen. Das beste Mittel, das uns zur Verfügung steht, ist Calcium, das auch rein stoffwechselchemisch seine besondere Bedeutung dabei hat, da der Kalkstoffwechsel bei Tetanie schwer geschädigt wird. Wir sehen auch ziemlich bald unter dem Einfluß der Kalktherapie die objektiven Symptome der Tetanie, das Chvosteksche und Trousseausche Phänomen, schwinden, während die Steigerung der elektrischen Erregbarkeit gewöhnlich ebenso wie die Krämpfe des Kranken noch längere Zeit anhalten.

Das natürlichste Mittel wäre die Implantation funktionstüchtiger Epithelkörperchen, doch ist diese bis jetzt noch nie bis zur Einheilung des Implantats gelungen; die implantierte Drüse wird zu rasch resorbiert. Besser gelingen therapeutische Bestrebungen mit dem Hormon der Glandula parathyreoidea, obwohl die Reindarstellung des Hormons technisch den allergrößten Schwierigkeiten begegnet. Ich weiß nicht, ob sie schon jemals völlig gelungen ist. Gleichwohl geben die Präparate, die wir als Epithelkörperchenhormon benützen und von denen die Präparate von Freund und Redlich und von Borrough-Wellcome die besten zu sein scheinen, bisweilen ganz auffallend gute Erfolge, so daß man wohl annehmen kann, daß selbst kleine Mengen nicht völlig rein dargestellten Hormons schon wirksam sein können. Auch hier scheint die gleichzeitige Darreichung mit Kalk und Arsen die Wirkung beträchtlich zu steigern. Bei den schweren Fällen, besonders bei den mit Krämpfen des Larynx kombinierten, die ja die quälendsten sind und manchmal wohl als lebensbedrohlich angesehen werden müssen, da die Ernährung und die Atmung schwer beeinträchtigt werden, kommt man mit diesen Mitteln nicht aus. Man muß dann mit schweren Narkoticis die Krampfbereitschaft herabzusetzen suchen und wird gelegentlich auch nicht davor zurückschrecken dürfen, durch ein Chloralklysma (4,0 bis 6,0) in schleimigem Vehikel dem Kranken eine Erholungspause und Schlaf zu verschaffen. Auch Scopolamin kommt in Dosen von 0,0005 mit Morphium zusammen (0,03 bis 0,06 in 2 Injektionen in einem Zeitraum von einer halben bis einer Stunde) in Betracht. Vorher aber wird man gut tun, noch einen Versuch mit Injektion von Magnesium sulfuricum in 10- bis 15%iger Lösung zu machen, wovon bis 10 cm^3 intravenös gegeben werden. Die Wirkung ist nicht immer eine ausreichende, doch pflegt eine Beeinflussung der Krämpfe für mehrere Stunden zu gelingen. Sehr empfohlen werden auch große Dosen von Monoammoniumphosphat in Dosen bis 18 g pro die. Einen überragenden Erfolg habe ich davon bis jetzt nicht gesehen. Bisweilen wirkt Luminal, in Dosen bis 0,30 und selbst 0,50 in 24 Stunden verabreicht, ziemlich günstig. Über die Tetanie der kleinen Kinder habe ich zu wenig persönliche Erfahrung, um darauf eingehen zu können.

Da die Epithelkörperchen einen besonderen Einfluß auf den Kalkstoffwechsel haben, da ferner der Ausfall der Corpora parathyreoidea eine erhebliche Steigerung der Muskelreizbarkeit hervorbringt und dem Kranken eine spasmophile Einstellung gibt, so lag der Gedanke nahe, durch die künstliche Erzeugung einer Hyperfunktion der Drüse eine Herabsetzung der Spasmophilie zu erzeugen. Von diesen Gedanken ausgehend, hat Tracy epileptischen Kindern Parathyreoidea gegeben und damit sehr gute Erfolge gehabt. Ich habe allerdings bis jetzt auf diesem Wege noch keinen Erfolg gesehen, aber die Sache erscheint mir sehr plausibel und der Unterschied in der Wirkung ist vielleicht durch die Verschiedenheit des mir leider nicht zugänglichen amerikanischen Präparates von unseren Präparaten restlos zu erklären.

Es wäre natürlich auch daran zu denken, durch Parathyreoidea die Auswirkungen des amyostatischen Symptomenkomplexes zu bekämpfen, und ich habe das auch wiederholt versucht. Ein eindeutiges Resultat habe ich davon bis jetzt noch nicht gesehen. Immerhin aber hatte ich bei drei oder vier Fällen den Eindruck, daß bei intravenöser Anwendung der Freund und Redlich-Präparate und auch des standardisierten Richterschen Parathyreoideahormons, trotzdem ich von der Reindarstellung des Hormons aus rein anatomischen Gründen nicht recht überzeugt sein kann, ein wenn auch nicht sehr ausgiebiger Erfolg, doch eine günstigere Beeinflussung der Beweglichkeit erzielt werden konnte. Mindestens scheint es sich um eine die übrige Therapie unterstützende Einwirkung zu handeln.

Mit einer pathologischen Funktion der persistierenden Thymus scheint das Krankheitsbild zusammenzuhängen, das uns als Myasthenie bekannt ist.

Die Anwendung von Thymushormon beeinflußt bisweilen das schreckliche Symptomenbild günstig. Die Fälle sind ja glücklicherweise zu selten, um Gelegenheit zur Sammlung größerer Erfahrungen zu geben. Gleichwohl glaube ich, folgendes angeben zu können: Bei sehr gehäufter Darreichung von Thymushormon — ich habe nur bezüglich des Thymoglandol

Erfahrung — wird die Dauer der Muskelaktionsfähigkeit deutlich verlängert. Der Erfolg tritt langsam ein, hält aber durch mehrere Wochen an. Ich habe diesen Erfolg in einem sehr vorgeschrittenen Fall deutlich sehen können, wo anfallsweise die Atmung oberflächlich und das Bild infolgedessen ein sehr bedrohliches wurde. Diese Anfälle von Atmungsinsuffizienz wurden nach drei Tagen, während welcher 3mal täglich 1 Ampulle Thymoglandol subkutan gegeben wurde, seltener und schwanden nach weiteren zehn Tagen. Es wurde dann noch durch einen Monat täglich 1 Ampulle gegeben, ausgesetzt und die Anfälle kehrten durch vier Monate nicht wieder. Die übrige Beweglichkeit wurde so weit gebessert, daß die Kranke, was vorher schon durch drei Monate nicht möglich gewesen war, mit eigenen Händen Nahrung zu sich nehmen konnte. Der behandelnde Kollege setzte die Therapie später, als eine neuerliche Verschlechterung eintrat, auf eigene Faust fort und erzielte, wie er mir mitteilte, abermals eine vorübergehende Besserung. Nach etwa zehn Monaten sah ich die Kranke nochmals, doch war eine abermalige Änderung nicht zu erzielen und Patientin starb etwa drei Wochen später an ihrer Krankheit. Der Fall zeigt nur, daß immerhin ein Versuch mit dem Thymushormon in solchen Fällen gemacht werden soll. Einen zweiten Fall, der ebenfalls zunächst sehr günstig reagierte. verlor ich leider aus den Augen und habe, da er ins Ausland zurückkehrte, auch nichts mehr davon gehört.

Zu denken wäre auch an die chirurgische Entfernung der persistierenden Thymus, die auch mit Erfolg bereits versucht worden ist. Persönliche Erfahrungen habe ich darüber keine.

Zu erwähnen ist, daß Thymusdarreichung bei Basedow mit gutem Erfolg versucht worden ist. Ich habe diese Therapie bis jetzt nicht versucht, weil mir ein gewisser Widersinn darin zu liegen scheint, daß die Drüse, die bei Entwicklung der Keimdrüse ihre Funktion einzustellen beginnt, dieselbe Wirkung auf die Thyreoidea ausüben soll, wie die Keimdrüse selbst. Wir wissen aber so herzlich wenig von der Mechanik der Hormonwirkung, daß ich diese Versuche nicht unerwähnt lassen will, weil sie vielleicht doch ihre Berechtigung haben. Man könnte sich etwa vorstellen, daß die Keimdrüse einen Teil der Thymusfunktion übernimmt, und die mögliche Wirkung aus diesem Gesichtswinkel erklären.

Die stärkste Verwendung in der Hormontherapie finden die Keimdrüsenpräparate. Dabei ist zu bemerken, daß die eigentliche Sexualfunktion durch die Präparate kaum wesentlich, ich glaube sogar, wenn man ganz objektiv sein will, gar nicht, gefördert wird. Ich habe schon früher, bei Besprechung der Basedowtherapie, auf diesen Umstand hingewiesen. Er scheint ganz allgemein für die Keimdrüsenpräparate zu gelten. Dagegen läßt sich ziemlich gut die inkretorische Wirkung der Präparate konstatieren. Es ist auch selbstverständlich, daß auf diesem Umweg gelegentlich auch eine Auswirkung auf die Sexualfunktionen statthaben kann. Das Wesentliche der Wirkung scheint aber die rein innersekretorische zu sein.

Abgesehen von Basedow, verwenden wir das Keimdrüsenhormon in allen Fällen peripherer Nervenstörung, bei allen peripheren Lähmungen als Tonicum. Es kann dabei bei beiden Geschlechtern ein Testikelpräparat gegeben werden, das offenbar als starkes Tonicum wirkend, die Wiederbelebung der geschädigten Nerven beschleunigt. Interessant ist, daß auch Ovarialhormon bei beiden Geschlechtern eine ähnliche Wirkung hervorzubringen vermag, nur scheint sie viel geringer. Die verwendeten Dosen sind etwa 0,9 bis 1,8 Testikel oder die doppelte Menge Ovar.

Von den amyotrophischen Prozessen scheint eine Reihe endokrinen Ursprungs zu sein. Besonders die Dystrophia musculorum progressiva Erb scheint, trotzdem gerade in der letzten Zeit Bachmann aus der Curschmannschen Klinik an der Hand von zwei vorgeschrittenen Fällen das Gegenteil zu beweisen suchte, mit Sicherheit auf inkretorische Störungen zurückzuführen. Dafür spricht ganz besonders der Umstand, daß es sichere Fälle von Erbscher Dystrophie gibt, die nicht nur muskuläre, sondern auch Hautveränderungen zeigen, die wohl kaum auf etwas anderes zurückzuführen sind. Der Erfolg, der bei diesen Erkrankungen mit Hilfe der Keimdrüsendarreichung, vor allem, bei beiden Geschlechtern, des männlichen Keimdrüsenhormons erzielt werden kann, ist bei dieser für unheilbar angesehenen Erkrankung wohl ein ganz sicherer. Die Dosen sollen möglichst hohe sein, bis 2,0 Hormonsubstanz pro die intern und außerdem intravenös oder (weniger zweckentsprechend) intramuskulär 3- bis 6mal wöchentlich 1 Ampulle intravenös.

Eine Einwirkung bei spinaler oder neurotischer Muskelatrophie, bei den verschiedenen Formen der Bulbärparalyse oder der amyotischen Lateralsklerose, den Atrophien der Syringomyelie habe ich nie gesehen. Ganz besondere Bedeutung scheinen die Keimdrüsenpräparate in der Therapie der Epilepsie zu haben. Daß wir berechtigt sind, diese Erkrankung als die Auswirkung inkretorischer Störungen anzusehen, geht sowohl aus dem klinischen, besonders bei der Frau so häufig in typisch periodischen Intervallen hervortretenden Krankheitsbild als auch u. a. aus den hochinteressanten Untersuchungen von Felix Frisch hervor. Macht man nun einen therapeutischen Versuch mit Keimdrüsenhormon, so kann man bei Frauen sehr bald beobachten, daß die anscheinend regellosen Anfälle typisch perimenstruell zu werden beginnen und bei weiterer Fortsetzung der Therapie an Zahl beträchtlich abnehmen, ebenso auch an Intensität. Bisweilen kommt es im Anfang zu beträchtlichen Steigerungen der Anfallszahl und erst später zu der gewünschten Reduktion, so daß die krampfstillenden Mittel, wie Brom und Luminal, im Beginn häufig verstärkt werden müssen. Die Zeit ist selbstverständlich zu kurz, um von Dauerheilungen zu sprechen, aber erhoffen lassen sie sich in einzelnen Fällen. Wir sind auch sicher noch nicht in der Lage, den einzelnen Fall bezüglich seiner hormonalen Notwendigkeiten ganz richtig zu beurteilen. Das Keimdrüsenhormon scheint bei allen Fällen eine notwendige Komponente der Epilepsietherapie, es kommen aber ganz gewiß noch andere Hormone in Betracht, deren Auswahl wir bis jetzt noch nicht kennen, so daß wir dabei auf den reinen Versuchsweg angewiesen sind.

Gleichwohl glaube ich nicht, daß wir auf Luminal und Brom nach unseren bisherigen Kenntnissen verzichten können. Praktisch stellt sich die Therapie also etwa so dar, daß wir hohe Dosen Keimdrüsenhormon, wie sie früher angeführt sind, verabreichen, daneben aber je nach der Schwere des Falles abends vor dem Schlafengehen 0,1 bis 0,3 Luminal oder 2,0 Natrium bromatum oder die entsprechende Menge Erlenmeyerschen Gemisches (Natrium bromatum, Kalium bromatum $\overline{aa}$ 0,80, Ammonium bromatum 0,40). Man kombiniert das Hormon mit Calcium chloratum in 10%iger Lösung und Dosen von 9 bis 10 cm^3 zur intravenösen Injektion, 3mal wöchentlich durch zehn Wochen; dann behält man nur die interne Hormondarreichung bei. Es scheint, daß bisweilen Hypophysensekret beigesetzt werden soll. Darüber werden wohl erst kommende Untersuchungen den erwünschten Aufschluß nach und nach geben können. Die Kombination mit Parathyreoidea habe ich bereits erwähnt.

Eine Art der Epilepsie soll dabei besonders hervorgehoben werden, da die Anamnese dieser Fälle zu Behandlungen in einer falschen Richtung Veranlassung geben könnte. Ich habe im Laufe der letzten Jahre eine Anzahl von Luetikern gesehen, deren Lues in irgendeinem Stadium der Lues zur Ausheilung gelangte, angefangen von den Fällen abortierter Lues, die über das Stadium des seronegativen Primäraffekts nicht hinaus kamen, bis zu ausgeheilten unzweifelhaften Paralysen. Eine Anzahl dieser Fälle erkrankte in verschiedenen Intervallen nach der Ausheilung ihrer Lues an Epilepsie, offenbar infolge einer Störung des endokrinen Lebens des Patienten. Diese Fälle verlocken selbstverständlich dazu, die Behandlung auf der anamnestischen Lues aufzubauen, und man dürfte damit zwar nicht direkt schaden, aber es wird kostbare Zeit verloren, und wir wissen ja, daß wir die Anfälle um so schwerer bekämpfen können, je länger sie bestehen. Auch diese Fälle sind, wenn die sämtlichen Serum- und Liquorreaktionen negativ sind, so zu behandeln wie die übrige sogenannte genuine Epilepsie. Die Behandlung der symptomatischen Epilepsie hängt natürlich ganz von der Behandlung der Grundkrankheit ab.

Was die Hypophyse anbelangt, so wissen wir nur, daß das Gesamthormon beider Lappen die Dystrophia adiposogenitalis am besten beeinflußt, daß der Vorderlappen bei der Cachexia hypophyseopriva und bei dysmenorrhoischen Zuständen angewendet wird, und daß der Hinterlappen ein ausgezeichnetes Wehenmittel und Herztonicum ist und den Diabetes insipidus deutlich beeinflußt. Durch Paul Saxls interessante Untersuchungen wissen wir auch, daß wir mittels des Hinterlappenhormons das retikulo-endotheliale System blockieren können. Leider aber können wir neurologisch mit der Hypophyse noch sehr wenig anfangen, obwohl hier gewiß eine große Zahl therapeutischer Möglichkeiten noch ungenützt liegt.

Ähnliches gilt vom Pankreas, soweit es endokrin in Betracht kommt. Von der Nebenniere wissen wir, daß eine Überfunktion epileptische Anfälle hervorruft, wogegen die Fischersche Nebennierenreduktion auf operativem Wege auf die epileptischen Anfälle günstig einwirkt. Allem Anschein nach handelt es sich dabei aber um keine Dauerwirkung. Dies wären, soweit sie uns bisher bekannt sind, die wichtigsten endokrinen Drüsen.

Es ist selbstverständlich, daß wir auch therapeutisch versuchen müssen, ähnliche Kombinationswirkungen zu erzielen, wie sie der normale Organismus zu seiner Funktion braucht. Es sind daher zahlreiche Polyhormone konstruiert worden, die diesem Verlangen Rechnung tragen sollen. Alle diese Kombinationen kranken daran, daß sie relativ willkürlich, mindestens ganz approximativ konstruiert sind und wahrscheinlich den wirklichen Verhältnissen nicht entsprechen. Vor allem haben wir nur eine sehr unsichere Vorstellung von der Wechselwirkung der beiden großen Hormongruppen aufeinander, wobei Hypophyse, Parathyreoidea, Keimdrüse und Pankreas auf der einen, Nebenniere, Thymus und Thyreoidea auf der anderen Seite stehen. Die Art und Weise der Herstellung des Hormongleichgewichtes im normalen Organismus ist uns vorläufig noch ein Buch mit sieben Siegeln und unsere therapeutischen Möglichkeiten daher rasch erschöpft.

Allerdings ist die Menge Materials, die die letzten Jahre ergeben haben, eine so große, daß wir doch hoffen können, dieses Material allmählich verstehen und damit sichten zu lernen. Erst wenn wir aber die endokrinen Organe in ihrer Gesamtheit erkannt und ihre Funktion im endokrinen Haushalt voll erfaßt haben werden, wird es möglich sein, eine wirkliche, das heißt eine systematische Hormontherapie zu begründen.

Literatur

Ausführliche Nachweise finden sich bei:

Donath: Die Behandlung der allgem. Paralyse mittels Nucleinsäureinjektion. Allg. Zeitschr. f. Psychiatrie u. psychisch-gerichtl. Med., Bd. 67.

Ehrlich und Hata: Experimentelle Grundlagen der Chemotherapie. Berlin, 1910.

Enge: Die Behandlung der progressiven Paralyse. Zeitschr. f. d. ges. Neurol. u. Psychiatrie, Ref. u. Ergänzungsbuch 4.

Fischer: Über die bisherigen Erfolge der Phlogetantherapie bei der progressiven Paralyse. Med. Klinik, Jhrg. 19.

Frisch, F.: Die patho-physiologischen Grundlagen der Epilepsie. Zeitschr. f. d. ges. Neurol. u. Psychiatrie, Bd. 65.

Gerstmann: Die Malariabehandlung d. progressiven Paralyse. Wien: J. Springer. 1925.

Groß: Über Vaccinebehandlung der multiplen Sklerose. Jahrbuch f. Psychiatrie u. Neurol., Bd. 42.

Nonne: Syphilis u. Nervensystem, 4. Aufl. Berlin: S. Karger. 1923.

— Therapie der Spätlues u. d. Metalues des Nervensystems. Zeitschr. f. d. ges. Neurol. u. Psychiatrie, Bd. 95.

Oppenheim: Lehrbuch d. Nervenkrankheiten. Berlin: S. Karger. 1923.

Saxl, P.: Fortschritte u. Probleme in der Therapie innerer Krankheiten. Wien: J. Springer. 1926.

Schacherl: Zum gegenwärtigen Stand d. Therapie der nervösen Spätlues. Jahrb. f. Psychiatrie u. Neurol., Bd. 38.

Wagner-Jauregg: Über die Einwirkung fieberhafter Krankheiten auf Heilung von Psychosen. Jahrb. d. Psychiatrie u. Neurol., Bd. 7.

— Über die Behandlung der progressiven Paralyse mit Staphylokokkenvaccine. Wien. med. Wochenschr. 1913.

— Über die Behandlung der progressiven Paralyse mit Bakterientoxinen. Wien. med. Wochenschr. 1912.

— Über die Einwirkung der Malaria auf die progressive Paralyse. Psychiatr.-neurol. Wochenschr. 1918.

— Malaria- und Recurrensbehandlung der progressiven Paralyse. Psychiatr.-neurol. Wochenschr. 1927.

Warstadt: Malariabehandlung der progressiven Paralyse. Halle, 1926.

Autoren- und Sachverzeichnis